MÁS ALLÁ DEL SOBREPESO

MÁS ALLÁ DEL SOBREPESO

Saciando el hambre de ti:
somos lo que comemos
y comemos lo que callamos

Anamar Orihuela

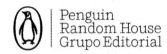

Más allá del sobrepeso
Saciando el hambre de ti: somos lo que comemos y comemos lo que callamos

Primera edición: abril, 2021
Primera reimpresión: agosto, 2021
Segunda reimpresión: octubre, 2021
Tercera reimpresión: noviembre, 2021

D. R. © 2020, Anamar Orihuela

D. R. © 2021, derechos de edición mundiales en lengua castellana:
Penguin Random House Grupo Editorial, S. A. de C. V.
Blvd. Miguel de Cervantes Saavedra núm. 301, 1er piso,
colonia Granada, alcaldía Miguel Hidalgo, C. P. 11520,
Ciudad de México

penguinlibros.com

ISBN: 978-607-319-706-9

Impreso en México – *Printed in Mexico*

Dedico este libro a mi maestra Alicia Arechavala: gracias por todos los años de estructura y disciplina que hoy me permiten entender y sentir mucho de lo que soy, pero sobre todo, gracias por encender mi alma a través de la simbología.

Sin duda, hoy estás en el mejor viaje heroico de tu alma: en las estrellas.

Un día pude leer con mucha compasión la historia que contaba mi cuerpo, lo más doloroso estaba narrado con grasa que cubría partes de piel y que representaban a las distintas yos de mi historia: te invito a leer tu propia historia a través de tu cuerpo, acompáñame con la lectura de este libro.

ÍNDICE

AGRADECIMIENTOS

Gracias a todos mis pacientes y alumnos por confiar en que puedo aportar algo a su camino de sanación, gracias por su confianza, por abrir su vulnerabilidad, ese lugar tan poco tocado, incluso por ustedes mismos. Respeto mucho el alma que está detrás de cada historia de dolor. Amo ser sanadora y honro el viaje de mi alma, que es sanar sanando.

Gracias a mi equipo: Amaury, Pamela y Margot, por hacer que las cosas pasen, por mejorar siempre, por su compromiso y su cariño; por leerme y tratar de ir a mi ritmo, gracias, LOS AMO.

Gracias a mi editorial Penguin Random House por seguir confiando en mi trabajo y hacer que la magia suceda, gracias a Roberto Banchik y a mi amadísimo David García; a Andy Salcedo y César Ramos, mis editores pacientes, entusiastas y súper comprometidos con sus autores: gracias a todos.

Gracias Hernán Fraga, por confiar en que sí podía y por tu apoyo incondicional.

Gracias a mi Alma sabia, mi vieja alma, que me sigue hablando cada día más fuerte.

INTRODUCCIÓN

Inicio este nuevo viaje pensando en todo lo que me hubiera gustado aprender para vivir mi sobrepeso con menos dolor. Inicio pensando en ti que estás frustrad@, cansad@ y sintiéndote atrapad@ en tu cuerpo con sobrepeso. En este nuevo libro quiero hablarte de los rostros emocionales del sobrepeso y que he alcanzado a integrar desde que aprendí a escuchar al mío. Hace cuatro años pesaba 102 kilos y me sentía derrotada en mis múltiples intentos de cambiar esa dolorosa realidad. El sobrepeso era parte de mi vida, en algunos momentos me avergonzaba y en otros era hasta cínica con mis 102 kilos. Decía: "Tengo sobrepeso pero estoy súper sana, mis estudios de laboratorio lo reflejan". Según yo, los disimulaba bastante bien y prefería no enterarme de que había un tema importante que resolver emocionalmente y algo que conectar con mi cuerpo.

Cuando era niña aprendí a desconectar lo que siento y necesito, aprendí a estar al pendiente de mi entorno, pero no al pendiente de mí. Fui una niña que necesitaba entender, ésa fue la herramienta que me salvó la vida. Tratar de entender por qué pasaban las cosas era una forma de "controlar" la realidad que me dolía en mi infancia y que no sabía cómo integrar, sólo que tratando de comprenderla. Trataba de entender a mi padre narcisista y su ausencia, a mis hermanos, a mi mamá, hasta al vecino. Sentía que si lo entendía no me rebasaba y podía controlar lo que me dolía. Eso se convirtió en una forma de vida, en algunas cosas buena y en otras no tanto. Hoy entiendo procesos psicológicos a veces muy complejos, los descifro y los puedo traducir de manera muy práctica, porque eso lo he hecho desde niña; años de experiencia haciendo lo mismo para salvarme. Entender es una cualidad muy masculina, cuando buscamos entenderlo todo sin sentirlo, de alguna forma nos separamos de nuestro cuerpo. Dejamos de tocar emocionalmente y dejamos en nuestro interior muchas cosas sin resolver.

La vida me dio la oportunidad de ir descubriendo herramientas que me llevaron a conectar con mi cuerpo y a darme cuenta de la enorme diferencia que hay en el mundo del pensar y el mundo del sentir. Yo sentía mucho, soy muy sensible, pero en realidad sólo había aprendido a entender algunos capítulos de mi vida y otros más amenazantes que tenía "divorciados de mi conciencia corporal", los entendía, pero no sabía darles un lugar en mi cuerpo y tenía muchas experiencias disociadas.

Me explico: yo entendía, por ejemplo, que en mi infancia había vivido muchas carencias afectivas, pero dar espacio para sentir esas carencias y validar el dolor de no haberlas tenido, era un viaje muy distinto a sólo entenderlas. Yo había crecido tratando de comprender las realidades que vivía, pero no sabía cómo sentirlas en el mismo canal. Como si mis hemisferios estuvieran desconectados y no pudieran sentir lo que estaba pensando, sobre todo con realidades dolorosas; cuando hablaba de mis heridas y situaciones que aún cargaba, sólo las racionalizaba.

Esa disociación fue mi tabla de salvación por muchos años. Cuando somos muy sensibles y no hay espacio seguro para ser así, es tu salvación. Cuando el entorno y la situación es muy dolorosa y amenazante se activa este mecanismo de defensa. Las personas más sensibles son las que utilizan más mecanismos de defensa, como la razón, el aislamiento, el sobrepeso, el control, para sentirse a salvo. Se distancian o se muestran así porque necesitan proteger toda su vulnerabilidad. Hoy entiendo que la conciencia nace cuando entiendes, sientes y vives en la misma línea de experiencia.

Entender fue mi modo de sobrevivencia, pero también con el tiempo se convierte en el modo de muerte de tu yo verdadero. En este libro comparto contigo cómo reconciliar la mente y el cuerpo, integrar tus hemisferios y que lo que pienses pueda ser vivido en el mismo canal de lo que dices, sientes y haces. Creo que es una realidad en la que luchamos mucho para llevar a cabo lo que ya tenemos claro que necesitamos, sin embargo, a veces nuestra cabeza lo tiene claro pero nuestro cuerpo hace lo contrario.

Si sientes que tienes claro lo que es mejor para ti, lo que quieres y necesitas, pero a la hora de tomar acciones sientes que toda la claridad se desvanece, y sigues haciendo lo mismo de siempre y nada cambia, este libro es para ti, más allá del sobrepeso.

La vida es una matemática perfecta y entramos en crisis por razones poderosas. Yo entré hace dos años en una crisis que me ayudó a dar un paso fundamental para mi crecimiento. Siempre he compartido en mis libros anteriores experiencias personales, como una forma de abrir mi vulnerabilidad con mis lectores y que esto también les permita dar pasos hacia la sanación.

Esas benditas crisis que nos rompen para que surja algo más verdadero es lo que he vivido en los últimos dos años con el duelo por el rompimiento de una relación de 14 años, la relación hasta ahora más importante de mi vida.

Recuerdo perfecto la mañana del 4 de septiembre de 2018 porque yo iba a dar un taller de hambre de hombre y Víctor, mi expareja de 14 años de estar juntos, se mudaría a vivir a su propio espacio y con esto daríamos fin a nuestra relación. Yo estaba dando el taller y no presencié ese momento, pues lo hubiera hecho más difícil. Recuerdo que impartí ese taller con el alma abierta y hablándoles con el corazón sangrando, pero con una idea muy clara: el respeto por una misma no es negociable y la vida con amor propio no era el camino fácil, pero sí era posible. A pesar de que ese rompimiento trajo una revolución en mi vida, fue una experiencia que me dejó con un regalo de autoestima y respeto por mí muy valioso.

Y sí… la relación con un hombre muy importante en mi vida esa mañana dio carpetazo final como pareja. Recuerdo que ese día despertamos, estábamos acostados en la cama, en un silencio doloroso, él estaba mirando al techo, me observó y dijo: "Ésta será la última vez que despertemos juntos", con una mirada decidida y a la vez rota. Hoy pienso lo conscientes que estábamos de todo. No era una decisión por impulso, enojo o ira. Era una decisión por amor, sí, también se terminan las relaciones por amor propio, por amor a lo que fue, por no lastimar al otro.

Hoy creo que para que una relación o un vínculo importante logre romperse tiene que haber varios aspectos que no empaten. Ése era nuestro caso, nuestros caminos ya no iban en la misma dirección, nuestras miradas ya no buscaban encontrarse, nos habíamos convertido en una relación frustrada, ya no llenábamos nuestras necesidades y nos sentíamos desconectados uno del otro.

Algo entre nosotros se fue apagando y lo que teníamos para darnos había concluido. Así lo veo yo, algo muy en el fondo de mí lo sabía, pero era sumamente difícil aceptarlo. A veces pienso que de manera inconsciente mi regalo para él fue tener la hija que tanto deseaba. Prácticamente dos años después de nacida Isabella, nos dijimos adiós y empezamos esta nueva relación de papás de Isabella y de aprender a superar nuestro duelo y construir una nueva vida separados.

Con el tiempo, durante nuestra relación cambiamos y nos hicimos dos mundos diferentes, empezamos a forzar estar juntos porque ¿cómo algo tan bueno e importante debía terminar? Eso nos hizo sentir mucho enojo con el otro y empezamos a ser agresivos, cosa que jamás en los 14 años habíamos vivido. Nos quedó muy claro un día, después de una discusión por algo absurdo, que nuestro enojo con el otro estaba en un nivel que jamás habíamos experimentado. Ese día decidimos que no nos merecíamos una etapa de mal trato y destrucción, sólo por la incapacidad de decir adiós a tiempo. Yo recuerdo que tenía muy presente que no quería por ningún motivo lastimar una relación que fue tan importante y sanadora para mí. Ambos lo teníamos muy claro: después de todos esos años de crecimiento y amor no merecíamos terminar lastimándonos por miedo a separarnos y por miedo a romper con todo lo que implica una decisión de esa envergadura.

Al final, él, un tipo lleno de integridad, rentó un departamento y se fue a vivir a otro lugar. He observado que cuando una relación o cualquier situación logra cerrarse a tiempo, sin que haya tanto desgarre y destrucción, vienen procesos de crecimiento y aprendizaje en un nivel muy importante. Florecen nuevas claridades y las energías se potencian. Después de la separación he aprendido más de mí que en ningún otro momento de mi vida.

Yo estaba ya en un proceso terapéutico corporal y tomando una nueva especialidad en trabajo con el trauma. Con mi separación matrimonial se abrieron nuevas heridas inexploradas y tuve la oportunidad de aprovechar ese rompimiento para trabajar más a fondo. Esta nueva crisis en mi vida abría una caja de Pandora con dolores y memorias guardadas en mi cuerpo que pude sentir y vivir. Entré en un nivel más profundo de mi interior y eso me permitió ir conectando con mi cuerpo, con memorias y dolores que me ayudaron a dar pasos importantes en mi camino de sanación.

En este nuevo proceso me centré en mi cuerpo, en sentir, ya no tanto en entender. Fui sintiendo otros rostros de mi dolor de una manera diferente, más presente, más consciente y habitándome para sentirme más completa. Sentí una ira enorme que jamás había podido sentir, una ira que había tocado en otras terapias, pero nunca tan corporal, tan animal, sentí situaciones de vergüenza profunda, validé el abandono a nivel sensación en memorias muy viejas. Dolores que ya había trabajado en un nivel pero que ahora podía contener y abrazar como una adulta capaz de quedarse acompañando sus verdades de raíz. Nunca dejamos de sanar y el proceso de transformación nos va dando acceso a capas cada vez más profundas de dolor incluso ancestral.

Recuerdo una sesión donde mi cuerpo completo estaba reviviendo una etapa oral de mi niña de cuna; sentía ausencia y vacío, una memoria muy corporal. Me acerqué a la cuna como adulta y tomé a esa memoria entre mis brazos y me di esa protección, amor y cobijo que necesitaba en ese momento y que por alguna circunstancia mi mamá o mi papá no me estaban dando. Reparé ese momento llenando de amor una memoria de dolor. Los yos que hemos sido están en cada parte de nuestro cuerpo, algunos con nudos emocionales y necesidades que no se resolvieron, por ejemplo, protección, aceptación, nutrición, afecto, etcétera.

Hay situaciones dolorosas que se quedaron traumatizadas en nuestro cuerpo y con necesidades no completadas. Son nudos emocionales que no permiten que la vida fluya porque cada que algo nos conecta con esa memoria dolorosa es como si nos secuestrara en el aquí y el ahora y nos llevara a toda una serie de sensaciones y emociones fuera de contexto. Cuando tocamos con conciencia esa memoria, liberamos el dolor y reparamos la necesidad, la vida fluye y se restituye nuevamente el aquí y el ahora.

Conectar con las mujeres que habitan en mí, desde mi niña, mi adolescente, mi joven madre, todas desde un nivel más vivo y corporal ha sido un reglo para mí. Esto me ha dado la oportunidad de dejar de correr de mí misma y aprender a estar conmigo. Cada que siento abandono, miedo, soledad, ya no tengo que huir de mí, o negar lo que siento, hoy yo sé cómo darme cobijo y paz. Abrazar a esa pequeña niña que habita en mí y empatizar con mi vacío me ha hecho habitarme en verdad.

Es maravilloso el cuerpo en conciencia. Ir descubriendo las memorias del cuerpo es ir desactivando sistemas de raíz que nos impiden estar en el presente. Tenemos mucho dolor sin escuchar que se coloca en el cuerpo como una enorme defensa y en forma de caparazón. Esa defensa es tu grasa, es tu cuerpo grueso que guarda abandono, vergüenza, enojo, miedo y desprotección.

He elegido desde hace muchos años hacer un camino de sanación y compartirlo, pues entiendo que nadie puede dar lo que no tiene. Comparto contigo mis procesos de sanación porque mi alma nació para eso, siento una absoluta necesidad de compartir los terrenos por los que voy caminando y es para mí una vocación. Pienso que sólo los que hemos vivido en carne propia tener 30 kilos o más de sobrepeso podemos entender de fondo lo doloroso y complejo de todo el tema.

La relación con Víctor me regaló grandes lecciones y aprendizajes y hasta el final fue sanadora. Me regaló la oportunidad de ser mamá de mi hija Isabella, que es un amor que no conocía, en una nueva yo más capaz de amar. Es indescriptible la alegría que ella emana, es una niña llena de amor, fuerza y claridad. Elijo ser con ella todos los días esa madre que me hubiera gustado tener, no sólo una buena proveedora sino una madre amorosa, cariñosa, presente y con límites muy claros. Hoy soy una mujer más completa para mis hijos y sigo en el camino del aprendizaje porque no es fácil para nadie llegar a ser suficiente como padres.

Mi hijo Bruno va a cumplir 19, él es el regalo de una etapa de aprendizajes muy significativos en mi vida. Bruno es filosofía, arte, salir de mi casa materna, vivir sola, crecer, luchar; Bruno es hijo de una guerrera, Isabella es hija de una mujer que ya no pelea, vive las batallas desde un lugar de autoconfianza y vive un día a la vez aprendiendo a respetar lo que siente y necesita. Tuvieron madres distintas, pero hoy comparten la misma madre, una madre más conectada y libre.

Viví 14 años muy felices y sanadores con Víctor, nos sanamos en muchos aspectos, y fue una relación en la que ambos nos hicimos mejores en todo, crecimos, viajamos, aprendimos, nos apoyamos, fuimos mucho el uno para el otro. Es muy sanador terminar una relación donde lo bueno que tenías que dar lo diste, y cuando ya no tienes nada bueno que dar, se termina; por lo menos así lo sentíamos en ese momento.

Siempre estaré agradecida con él porque llegamos súper heridos a esta relación y terminamos súper crecidos. Juntos nos fuimos convirtiendo más en nosotros y sanamos muchas heridas. Nunca olvidaré sus palabras al final: "Yo lo único que tengo para esta relación es agradecimiento, llegué a esta relación sintiéndome un pendejo y me voy siendo un chingón". Ese día Víctor compró mi vino favorito y también me dijo: "Salgamos por la puerta grande de esta relación". Uff, recordarlo me conmueve en el alma, siempre le daré las gracias por la valentía de terminar algo que fue tan bueno. Lo amé por muchos años. Hoy nuestra relación continúa como buenos padres de nuestra hija, y estoy convencida de que así seguiremos.

Benditas crisis que nos hacen rompernos y crecer, pero, por desgracia, les tenemos mucho miedo a nuestras pérdidas y crisis porque no entendemos que son regalos, no sabemos que son las etapas más fértiles de crecimiento cuando sabemos transitarlas. Darles espacio es fundamental y apoyarnos con una terapia que nos acompañe a sostener nuestro duelo y a canalizar los fantasmas que se despiertan del pasado con asuntos inconclusos y heridas no cerradas. Son momentos maravillosos para ir a terapia y pedir ayuda.

Cuando estamos en etapas de crisis, abrimos la caja de Pandora y se despiertan temas no resueltos en distintos ámbitos y niveles, por ejemplo, la muerte de un padre nos puede llevar a muchos temas de la infancia que no hemos resuelto con él y que nos da la oportunidad de trabajarlos. Tienes que elegir un psicoterapeuta que te acompañe en este proceso, nadie tiene que vivir su dolor solo, eso pasaba en la infancia quizá, hoy como adulto ya puedes transitar tus procesos acompañado de un profesional y de personas que ames y a las que puedas pedir amor y protección.

Este libro será un viaje al interior para conectar con tu cuerpo, escucharlo y conocerlo. Para sanar esas partes que han necesitado protección a través de tu grasa. Desde que empecé este viaje de contacto conmigo he perdido 20 kilos, y sigo en el camino porque no tengo prisa, lo que he ganado con los años también tiene derecho de ir saliendo poco a poco, pero lo que sí te puedo decir es que hay todo un proceso emocional que sanar antes de pensar en cualquier dieta.

La idea no es enfocarme en tu sobrepeso, busco acompañarte a mirar lo que hay de fondo y detrás de esa grasa que hoy sigue colocándose en partes de tu cuerpo. Irás aprendiendo a escuchar la voz de tu sobrepeso y será un proceso de mirarte con otros ojos.

Te propongo que dejes de pensar en que quieres bajar de peso o de sentir rechazo por tu cuerpo, por ahora dale pausa y disponte a mirar un poco más a fondo.

He experimentado que conectar con mi cuerpo, mi sentir, mi pensar y mi manera de interpretar la vida me ha liberado de mi forma automática de vivir y me da la oportunidad de elegir. He ido bajando poco a poco, y lo que en verdad hoy fue diferente es que mi manera de estar en la vida ha cambiado, lo que realmente cambió es la relación conmigo.

He ido cambiando para habitarme en todos mis apartados. Habitarme en mi cuerpo, en mis emociones y en mi mente. Me he ido haciendo más presente, es como si me encarnara en mí misma. En un proceso donde puedo estar realmente conectada conmigo en el aquí y el ahora. Una meditación despierta y activa.

Si has leído mis libros anteriores sabrás que he hablado mucho de la adulta y la capacidad MA-PA de ser tu propia MAdre-PAdre. Esa parte es un aspecto muy importante de este libro, entender en qué medida sigues siendo la madre negligente, el padre ausente, viviendo desprotección y con poca capacidad de ser tu propia guía y soporte.

En este libro profundizaremos la relación de mamá y papá con el sobrepeso, entenderemos los distintos rostros emocionales que acompañan una realidad así para que puedas superar lo que hoy te pasa. Hablaré de las emociones que engordan, como la vergüenza y la culpa, y cómo dejar de sentirnos todo el tiempo responsables de todo y de todos.

Asimismo profundizaremos en las heridas de la madre y la vergüenza. Somos una cultura que de manera inconsciente fuimos educados para cargar a la madre víctima y sacrificada, y eso nos carga de enojo silencioso que debemos de tragarnos porque "madre sólo hay una". Sentimos que no tenemos el derecho de enojarnos con ellas ni y juzgarlas después de todo lo que regularmente sufren las "desgraciadas". Éste será todo un capítulo, y en mis sueños más altos quisiera tener las palabras para llegar al corazón de muchos de ustedes, ya seas hombre o mujer, para que puedan integrar y reconectar con la energía femenina de la nutrición, una nueva madre nutridora generada por ti.

Si recuperamos nuestra capacidad nutridora y nos reconciliamos con nosotros lograremos reinstaurar una parte que suele no estar y que nos enferma, esa parte se llama vínculo. Hablaré de él y de cómo aprender a vincularnos y reconectarnos con nuestro cuerpo, nuestras emociones, nuestras necesidades y cómo descongelarnos para salir a la vida a vincularnos y aprender con nuevas herramientas.

Éste es un libro que me siento llamada a escribir, es mi alma la que quiere hablar y decirte muchas cosas que llevo años integrando. Deseo que sea un encuentro contigo en un alto nivel de amor. Que sea tu alma también la que escuche con el corazón para que todo lo que caminemos junt@s se vaya quedando como una semilla que germine y dé frutos en tus actos y en tu camino cotidiano por esta loca vida que no es fácil. Nadie está solo, sigamos caminando juntos por esta vida compartiendo lo que sabemos para sanar sanando.

CAPÍTULO

1

El sobrepeso, un acto de amor

Solemos ver nuestro sobrepeso con rechazo, con juicio y sintiéndonos personas inadecuadas. Pensamos que las oportunidades de la vida vendrán cuando estemos delgados y que ser gordos es como estar castigados en la banca de la vida.

En diciembre de 2016 escribí lo siguiente: "Casi no puedo creer que hoy pesé 102 kilos, escucho este número y no me siento una mujer con ese peso. No sé si sea una negación o simplemente decir: «102 kilos tampoco define lo que eres y la forma en la que comes.» He decidido bajar estos kilos y llevar una bitácora del proceso que voy viviendo. Quiero acompañarme hasta que baje estos kilos y quiero reflexionar, acomodarme interiormente y compartir todo este proceso."

Tengo la ilusión de que en algún momento éste sea un manual para muchos otros que, como yo, lidian con su sobrepeso, con la sombra de una gordura que muchas veces sólo entendemos los que vivimos esto. Quienes hemos tenido una relación con la grasa a nivel emocional entendemos perfecto que va mucho más allá de echarle ganas con la dieta y coserte la boca para dejar de comer. Cuando estoy frente a la comida siento ansiedad, vacío y compulsión. Cuando estoy frente a esa comida que justo no puedo comer y que veo prohibida no puedo pensar, necesito comer y sentir la paz de comer. Una parte de mí no se ha enterado o no quiere enterarse de que hay kilos de grasa que están enfermando mi cuerpo y que es necesario dejar de comer y cambiar.

Hoy empiezo un proceso donde quiero entender la función emocional que ha tenido el peso en mi vida. Ayer hice ejercicio dando las gracias a mi grasa que me ha protegido todos estos años. Hoy pienso: ¿Qué ha necesitado mi cuerpo que cubre con tantos kilos de grasa?, ¿qué me ha faltado a nivel emocional que mi cuerpo ha creado estas defensas? Hoy inicio un camino de transformación para encontrar estas respuestas.

Desde que tengo memoria siempre he tenido sobrepeso, lo veo desde las fotos de pequeña como una niña grande y fuerte, hasta las de la adolescencia y la edad adulta como una mujer con sobrepeso. Me fui acostumbrando a verme así, a identificarme como una mujer grande. Recuerdo que una paciente un día me dijo: "Tú eres una mujer corpulenta como toda maestra debe ser". Me lo compré, me he comprado ese papel de "gran madre" llena de cosas para dar y personas que cuidar, menos a mí.

En realidad, creo que no he querido o no he tenido el valor de reconocer hasta qué punto mi sobrepeso me duele, hasta qué punto me desilusiona, me baja la seguridad y la autoestima. Es muy duro ver que en muchas áreas de mi vida he podido con tantas cosas, he logrado tantos sueños, he sido una mujer valiente y exitosa en muchos aspectos, me he acompañado a lograr tantas metas, pero en el tema de mi cuerpo soy un fracaso. Algo tan básico como comer sano y cuidarme con límites y ejercicio se ha convertido en un monstruo de mil cabezas donde la confianza, la fe en mí y la seguridad se caen en pedazos.

He dicho tantas veces con convicción absoluta que ya es el momento de perder kilos, me he puesto a dieta una y otra vez, pero al final siempre gana una parte de mí que no quiere, no le veo la motivación o simplemente no me quiero mover y sostener el camino; entonces la autoestima se me va a los suelos y empiezo a comer lo que no debo y caigo en un círculo vicioso horrendo de enojo, dolor y más ganas de comer.

Quiero salir de este juego y ser consciente de lo que hay de fondo. Lo merezco y lo necesito.

Volvamos a mi pregunta: ¿Qué ha necesitado mi cuerpo que se ha cubierto con tantos kilos? Por un lado, me parece admirable la forma en que la vida en mi cuerpo ha logrado encontrar en la grasa un modo de protección, una forma de seguridad. Pienso que la grasa, el sobrepeso, para mí es protección, seguridad, fortaleza, una forma de ser vista. Pienso que al ser una mujer grande me respetan, me ven. Siempre me he sentido hasta cierto punto cómoda con mi tamaño, ha sido una manera de sentir seguridad, como si hubiera aprendido que tenía que ser grande para defenderme y protegerme de la vida. Creo que en el fondo soy una mujer muy sensible y vulnerable, y siendo así ha sido muy complicado vivir con toda la desprotección en la que crecí.

Cuando era niña, desde los dos años recuerdo haber sentido un miedo enorme, un pánico a ser abandonada, a la oscuridad, a la violencia de mi papá, a que mi mamá se muriera, mi cuerpo empezó a cubrirse de mucho miedo. Todos encontramos las formas de cubrir lo que necesitamos, pero a veces estas formas son disfuncionales. Así creo que se fueron acumulando mis kilos de grasa, con un nivel de abandono muy fuerte.

El dolor y el desamparo fueron experiencias muy presentes en mi vida, siempre me sentí sola, llena de miedo y sin nadie que pudiera responder por mí. Nadie que me protegiera. Al ser una persona tan sensible y vulnerable, la forma en que he podido canalizarlo es a través de la comida. La comida ha sido para mí afecto, alegría, cobijo, protección. A veces la comida no es sólo eso, es muchas otras cosas a nivel afectivo. Una persona tan sensible como yo necesitaba padres que pudieran acompañar a canalizar esa sensibilidad de una forma sana. Yo siempre he sido amante del arte, de la música, de la naturaleza, de la filosofía, y hoy puedo ver mi gran capacidad de sentir.

Hoy, después de años de fingir ser fuerte, puedo darme cuenta de que no lo soy, que el miedo tiene muchos significados y que es la emoción base de mi vida. El abandono en el que crecí fue generando un miedo al entorno muy grande. Recuerdo que una vez estando sola con mi hermana en la calle un hombre nos persiguió en su auto con una pantimedia en la cabeza, no sé cómo nos libramos de él, sólo recuerdo que nos echamos a correr y llegamos a nuestra casa y nos metimos. El enorme miedo que sentí aquella vez me hizo recordar ésta y muchas escenas donde yo tenía menos de cinco años. Eso me fue enseñando que la vida es una selva y que no había nadie que me fuera a proteger, así que tendría que hacerlo por mí misma.

Mi necesidad de protección se fue convirtiendo en una necesidad de cuidar y proteger. Me convertí en la protectora de mis hermanos, sobre todo de mi hermana Ceci, con la que justo iba ese día en que nos persiguió el hombre, de eso ella también se acuerda. Dejé de ser niña para estar alerta y atenta a cuidar y cuidarme del medio. Hoy entiendo que mucho de esto está en mis kilos de grasa y busco entender cómo fue posible que esto se fuera desarrollando de esta forma.

Yo crecí siendo la tercera de una familia de seis hermanos, cuatro mujeres y dos hombres. Mi papá es un hombre narcisista y con rasgos sociópatas, jamás ha mostrado arrepentimiento por su abandono ni deseos de tener una relación respetuosa actualmente. La última vez que lo vi, hace unos dos años, después de más de 20 de no verlo, me criticó por ser psicoterapeuta y escribir libros. Se alcoholizó y orinó la casa de mi mamá por todos lados. Éste es mi padre, lamentable, pero para mí es muy claro hoy que no tuve ni tendré un padre jamás y así lo asumo cada vez con más resignación.

Mi madre fue y es una mujer de trabajo, comprometida y responsable. Fue quien se hizo cargo de nosotros y toda su vida, hasta la fecha, convirtió su trabajo en su huida, su refugio. Mi mamá nunca volvió a tener una pareja, jamás faltó a la casa, nunca llegó enfiestada o tarde. Se convirtió en la proveedora de sus seis hijos religiosamente, hasta cierto punto como su cruz, lo que le tocaba vivir por enamorarse de un hombre que la engañó, la agredió y la abandonó, y jamás volvió a confiar, amar o estar con otro hombre.

Yo crecí viendo a una mamá trabajando, cansada, sola, con pocos amigos, sin vida social, prácticamente sin familia porque ella perdió a su madre cuando tenía cuatro o cinco años; aunado a esto, mi abuelo se casó con una mujer que le hizo la vida de cuadritos a mi mamá y que no la quería. Entonces yo no tenía un abuelo presente, tíos o amigos cercanos que me dieran vínculo y contención. Era sólo mi mamá con sus seis pollos, como ella nos decía. Siempre sentí a mi mamá muy sola y desprotegida, siempre me sentí así yo misma, y para dejar de sentir ese miedo me convertí en la mujer grande, adulta y con sobrepeso, eso sustituía de alguna manera esa desprotección que era real en mi entorno.

Ahora que lo pienso desde este lugar en el que me encuentro, me impresiono de mí misma, me conmueve recordar cómo de niña elegí proteger y ser fuerte. Necesitaba equilibrar a mi familia, "cubrir" de alguna manera la ausencia de mamá, porque ella estaba ocupada siendo papá, siendo proveedora. Hoy pienso en mi niña y me cae rebién, qué valiente fui. Tenía hambre afectiva y necesitaba hacer algo, crecer rápido y salir de ese doloroso vacío. Mi mamá fue una mujer que hizo lo mejor que pudo, y siempre me sentí orgullosa de su esfuerzo, sin embargo, hoy valido que en realidad tuve una madre proveedora, ella no era afectuosa, no abrazaba, ni besaba. Estaba rebasada por todo.

Me costó mucho trabajo aceptar que fui como una huérfana, suena duro y prometo que no me tiro al piso pues, aunque tenía casa, comida y techo, no tenía ningún vínculo adulto que me hiciera sentir protegida, aceptada y amada. Ésa es la verdad para mí. Me fui convirtiendo en una mujer fuerte, adulta, llegué a ser independiente económicamente, para mí generar dinero era igual a generar protección. Dejé de estudiar como a los 13 años y me puse a trabajar, a ganar dinero para ayudar a mi mamá. Me hice la doña huevotes, como yo le llamo, una mujer que no sabe recibir, que provee, que es más hombre que mujer, que no es vulnerable, es mental y sin derecho a necesitar nada.

Una persona como yo, que tuvo que crecer rápido y no tuvo un tiempo para completar las etapas e ir madurando, se enfrenta con muchas situaciones que no está lista para enfrentar, para protegerse, para ser clara y poner límites. Vamos aprendiendo a través de situaciones que nos lastiman y que nos enseñan, pero al final es un camino fuerte que no estábamos listos para vivir.

Yo daba la impresión de tener todo bajo control, yo misma me compré por muchos años que nada me daba miedo y que amaba los retos, tenía mi propio negocio, dinero y un cuerpo grueso. Claro, no podía ser fuerte en el nivel que yo necesitaba serlo y tener un cuerpo frágil. Todo en mí se dispuso a la defensa y a estar en el mundo "sin miedo".

En realidad todo me daba miedo, me sentía asustada hasta de conocer un nuevo restaurante, estar en un lugar diferente, conocer a personas distintas, salir de mi mundo conocido. Controlaba todo mi entorno para que fuera predecible, conocido y sin espacio para la incertidumbre. Me obligaba a hacer cosas nuevas en el ámbito laboral; siempre he relacionado el dinero con seguridad y eso me movía mucho. Corría del miedo siempre, no me permitía sentirlo, creía que era para débiles y yo no era una de ésas. Yo era una guerrera, una mujer que no dejaría de hacer nada por miedo. Aprendí que la mejor forma de no sentir miedo era haciendo justo eso que me asustaba. Tal vez suena como una fórmula: "Si quieres dejar de sentir miedo, enfréntalo", pero hoy entiendo que hay personas que justo debemos hacer lo contrario, aprender a escuchar y respetar al miedo para no vivir atropellándonos. Creo que hay cosas para las que uno no está preparado y no siempre debemos obligarnos a enfrentar todo. Me llevó años integrar eso, respetar mi ritmo, no ir de prisa y tener derecho a decir: "Me asusta y no puedo hacerlo hoy".

Cuando recuerdo la pregunta que me hice en 2016, al empezar mi proceso de contacto con mi sobrepeso —¿qué ha necesitado mi cuerpo que ha cubierto con estos kilos de grasa?—, pienso en todo lo que le debo a esa grasa que me cubrió por tantos años. Pienso en la enorme sabiduría de mi cuerpo para cubrir todo lo que yo estaba viviendo. En el acto de amor de mi cuerpo de protegerme ante la ausencia de mi padre y mi madre. En la protección incluso de mí misma porque me había olvidado de conocer y respetar mis límites. Mi grasa compensó mi necesidad de ser grande, de mi sensibilidad negada, de acariciarme con un pastel y darme reconocimiento ante una vida amenazante y dura.

El afecto y el reconocimiento que puedes darte con la comida a veces es lo único que tienes. Es un placer que sólo encuentras en ella porque todo lo demás de tu vida sabe amargo y cuesta mucho. ¿Dieta? ¿Además de todo debo dejar de comer lo que me hace sentir bien?, prefiero estar gorda.

Ejercicio nutridor

Date un espacio para pensar, sentir y escribir una serie de preguntas que he escrito para empezar con tu viaje. Te quiero proponer que intentes sentir tu cuerpo conforme vas escribiendo y contestando las preguntas.

1) Escribe una autobiografía de tu vida hasta los primeros 10 años.
2) ¿Qué ha necesitado mi cuerpo que tuvo que cubrir con kilos de grasa?
3) ¿En qué es amarga hoy mi vida?
4) Siempre me he protegido de…
5) ¿Qué me asusta profundamente?
6) ¿Qué rechazo de mí?

El sobrepeso no es el problema, cambiar la forma de comer y aprender a hacerlo sanamente tal vez puede ser fácil. Todos sabemos que si reducimos el consumo de harinas y azúcares seguro algo pasará con nuestro peso. Hay buenas opciones para cambiar la forma, pero muy pocas para sanar el fondo de nuestro sobrepeso. 80% de las personas que bajan de peso sin ir a terapia sube otra vez o tiene actos compulsivos en otras áreas de su vida, porque no es sólo un tema de hábitos, como ya te he compartido. En realidad, si aprendiéramos a sanar el fondo y a escuchar a nuestro cuerpo no necesitaríamos ponernos a dieta y empezaríamos a bajar en un proceso sostenido poco a poco.

Yo recuerdo que por muchos años comía como si no hubiera un mañana, me paraba de la mesa con el estómago lleno y habiendo rebasado completamente el límite de lo que mi cuerpo necesitaba.

Ésa era mi costumbre, comer hasta sentir que reventaba. Cuando era niña muchas veces sentía hambre por las tardes y no tenía qué comer, debía esperar hasta que mi mamá llegara por la noche para cenar, pero yo ya tenía muchísima hambre y comía como desesperada cuando cenábamos. Quizá es así como fui desarrollando ese mal hábito, comer hasta llenarme para tener reservas si me daba hambre.

En realidad es un tema de forma y de fondo. Cuando no funciona algo en nuestra vida necesitamos revisar ambos lados, en este caso tiene que ver con todo el fondo de nuestras emociones, nuestra manera de interpretar la vida, nuestras creencias, la búsqueda de protección, la vergüenza, todo esto tiene que ver con el fondo del sobrepeso, y por otro lado estaría la forma, que son nuevos hábitos, conocer nuestro cuerpo, lo que le inflama, lo que le irrita, lo que no procesa bien, lo que necesita, todo lo podemos saber cuando damos espacio para escuchar nuestro cuerpo.

Quisiera proponerte que por un momento dejes de rechazar esa grasa y le des las gracias, sientas en ese cuerpo el resultado de toda una historia que necesitó el apoyo del cuerpo. Agradécele la función que ha tenido hoy y deja de rechazarla, no más odio por ti, todo en ti es perfecto y ha cumplido una función.

Decreto de amor a tu cuerpo

Hoy elijo mirar lo que soy sin rechazo.
Hoy me doy el derecho de sentir mi cuerpo
sin criticarme, sin negar lo que soy, sin escapar de mí.
Me permito experimentar lo que soy.
Entendiendo lo que ha tenido una función,
que iré comprendiendo y sanando poco a poco.

> Le doy gracias a mi cuerpo por la inteligencia
> de proveerme de eso que tanto me falta y que no he
> sabido llenar de otra forma. Respeto su forma y me
> doy el permiso de abandonar cualquier forma
> de maltrato y rechazo hacia mí.
> Me prometo que voy a aprender a sanar, escuchar
> y darme lo que tanto necesito de fondo. Gracias, cuerpo,
> por darme lo que necesitaba a tu modo, déjame estar al
> mando, y aprender a escuchar lo que necesitas con amor.
> Hoy elijo renunciar al rechazo que me ata al odio contra mí.

Cerramos el primer capítulo con este decreto de tregua, un compromiso para transformar la relación que hasta hoy has podido llevar con tu cuerpo y un camino de sanación lleno de paciencia, soltando la obsesión de que el problema está en el peso y no en el alma.

Amor es empatía, contacto, protección, vínculo, unidad. Eso es lo que de alguna manera tu grasa ha querido hacer en un proceso de vida que para cada uno es diferente. No hay sólo un diagnóstico del porqué del sobrepeso, en realidad es una serie de factores diferentes para cada uno, pero que de alguna manera tienen ingredientes o condimentos de fondo parecidos. Soledad, miedo, desprotección, abuso, vergüenza, desconexión, evasión, cargar, tragar, permitir, abuso, vacío, enojo, miedo, ira, defensa. Piensa: ¿cuáles de estos ingredientes identificas contigo? y ¿cómo los experimentas hoy en tu vida?

A veces es en la infancia, otras en alguna etapa difícil de la vida adulta, muchos engordan dentro del matrimonio donde guardan mucha ira, vacío, sentimientos de enojo y necesidades frustradas, y así el cuerpo empieza a ponerse en función protección, defensa, castigo, represión sexual y todo se acumula. En realidad, no sólo en la infancia guardamos profundos dolores y sentimientos no expresados. Esto puede suceder a lo largo de la vida y por eso nuestro cuerpo, ante nuestra incapacidad de cambiar esa realidad, empieza a defenderse de ella a través de sus propios mecanismos.

Lo que sí es un hecho es que siempre guarda una función de protección contra alguna cosa o compensación de algo que nos falta. Si no tenemos la capacidad de darnos esa protección o eso que necesitamos porque quizá lo tenemos desconectado, entonces el cuerpo se ve obligado a responder de alguna manera. Si logramos ser más conscientes de eso que necesitamos, entonces el cuerpo dejará de compensar.

Nuestro cuerpo es perfecto y es vida que busca fluir. Incluso enfermarnos es una forma en la que el cuerpo equilibra algo que no está funcionando de fondo. Hay que agradecer lo que somos hasta hoy y encontrar una mejor manera de estar desde el respeto y el amor, el cuerpo ya lo hizo, ahora hazlo tú y libéralo.

CAPÍTULO

2

Las heridas
y el sobrepeso

*Yo sabía que no importaba
si era inteligente y capaz, si tenía sobrepeso
siempre estaría condenada a la sombra.*

Todos hemos pasado por experiencias a lo largo de nuestra vida que nos han lastimado, unas más profundas que otras. He hablado mucho del tema de las heridas de la infancia en todos mis libros porque es la base de toda mi filosofía de trabajo y, sobre todo, el viaje de sanación de mi alma. Tenemos dolores no sanados de manera personal y dolores no sanados heredados de nuestra familia. Sanar significa ser consciente del dolor, liberar ese dolor en un proceso paciente y, repito, consciente, y por último transformar las defensas de nuestras corazas en formas más auténticas de estar en la vida que permitan el vínculo, llenar nuestras necesidades y la expresión de nuestra naturaleza.

El objetivo de sanar nuestras heridas es lograr que el verdadero tú pueda expresarse sin un caparazón rígido que lo limite y lo controle. Tener un caparazón flexible que puedas usar cuando lo necesites y que te permita expresar al verdadero tú, para vincularte contigo, con los demás y con la vida. Las heridas inconscientes o no sanadas generan mecanismos de defensa que se convierten en caparazones que nos alejan de nosotros y no nos permiten ser quienes somos en verdad.

Sanar es expresar cada vez más nuestra verdadera naturaleza y conocernos en su justa dimensión. No sabremos nuestro nivel de seres humanos si nos expresamos con ese caparazón, pues es un mecanismo de defensa que nos protege de no ser lastimados pero que al estar en el inconsciente nos convertimos en él y olvidamos al verdadero yo. Si no sanas tu dolor, jamás conocerás al poderoso ser que vive en tu interior. Conocerás sólo su máscara y pensarás que eres ése sin imaginar que quizá seas todo lo contrario. Conforme vamos descongelando capas de nuestro caparazón nos expresamos como en verdad somos.

Pienso que cuando Sócrates, el gran filósofo griego, decía "conócete a ti mismo", hablaba de algo muy profundo que tiene que ver con un descubrimiento del verdadero yo, ése atrapado en capas profundas de viejo dolor y que necesitamos aprender a liberar. Vivir con menos dolor te hace ser más feliz, humano, cálido, gozoso.

Nuestro dolor no es una falla, no es un error de nuestros padres ni de nadie. Se convierte en error cuando te victimizas por eso. Tu dolor es parte de una cadena de ignorancia que hay que sanar. Si lo miras como una oportunidad siempre te hará crecer y ser más fuere. Nosotros elegimos cómo pararnos frente a nuestro dolor.

¿Qué te duele hoy? Tú eliges si ese dolor te acoraza o te libera. Créeme, eso es nuestra verdadera libertad, elegir qué hacer con las realidades que tenemos enfrente.

Todo es una elección, pero estoy convencida de que las personas que hoy no hacen nada por sanar su dolor es porque no se quieren hacer responsables del crecimiento y de construir la vida que desean. La queja y la justificación son más cómodas.

No existen padres perfectos, padres que no estén heridos o que no hereden dolor. Todo lo hacemos de manera automática. Todo lo que somos está vibrando en distintos planos y desde ese lugar enganchamos con todo, incluida a nuestra familia.

No tengo la menor duda, y mucho menos hoy después de años de dar terapia, de que estamos conectados con los padres que tenemos por aprendizajes que nos enlazan. Las heridas de ellos son las nuestras y son nuestras propias lecciones. Somos vida que fluye en distintas vibraciones. Si conectamos con esos padres al nacer es porque estaban en nuestro mismo campo vibracional y empatábamos con su viaje del alma.

La matemática de la vida no se equivoca, nacemos donde vibramos. Vale la pena dejar de ser una víctima de los padres y aprender las materias que te enlazan a su manera de estar en la vida para transformarlas desde el amor y no desde el rechazo por ellos.

TUS PADRES SON TUS MAESTROS, ¿QUÉ APRENDES DE ELLOS?

Hoy puedo ver más claro las materias que me conectan con mi padre y con mi madre, conforme me he ido reconciliando con ambos puedo mirar las partes de ellos en mí, y con esto puedo hacer algo para volverme responsable de ello. Nunca vas a descubrir la materia que te enlaza a tu padre o madre si hay rechazo y enojo con alguno, porque ese rechazo no te permitirá observarlos en ti mismo pues los bloquearás en ti. Si estoy enojada con mi madre no querré nada de ella y trabajaré por ser todo lo contrario y reprimirla en mí. Esto no me permitirá trascenderla. Es por eso que la sabia vida nos puso el dolor para no evadir nuestro trabajo evolutivo. Una de las grandes funciones del cerebro es evitar el dolor, por eso recordamos mucho más lo malo para protegernos y alejarnos de lo que nos duele.

Nuestros padres también han hecho su trabajo, aunque a veces no lo reconocemos. Venimos a sanar heridas de nuestros padres y dolores personales que hemos generado en nuestra vida. Hay materias que ellos sí pasaron en su vida y de alguna manera son un empujón para que haya cosas que no se nos compliquen tanto y seguir avanzando.

Somos expertos en mirar todo lo que nuestros padres hicieron mal o no hicieron, pero en realidad ellos han hecho lo que pudieron y heredamos tanto sus heridas como sus aciertos; ésos son dones que hoy fluyen mejor en ti. Por ejemplo, quizá su energía estaba enfocada en tener casa y sustento y que tú sí estudiaras, ya que ellos no pudieron hacerlo. Hoy tú quizá pudiste completar su sueño, que era estudiar, de manera más natural porque ellos lo propiciaron de alguna forma.

Recibimos su luz y su sombra porque nos toca sanar nuestra parte, y después nuestros hijos recibirán lo que no pudimos sanar, es decir, también ellos heredan el dolor que no pudimos integrar y así vamos construyendo juntos una transformación colectiva. Tus heridas están más en relación con lo que tus padres sanaron que con cómo te trataron. Hay personas que fueron tratadas con amor y respeto, pero aun así tienen heridas de su infancia; esto es por los dolores no sanados de sus padres.

Existen familias que viven el sobrepeso como parte de un mecanismo de defensa, donde hay rechazo y vergüenza en todo el sistema. Las heridas relacionadas con el sobrepeso son de abandono, rechazo y humillación, y son aquellas que podrían provocar la tendencia a cubrir el cuerpo con grasa, sin embargo, también podemos sufrir injusticia y traición, y tener un cuerpo delgado, pero con una rigidez y control dignos de un sistema enfermo.

Las heridas del rechazo y del abandono son las dos heridas primarias, las de nacimiento que la mayoría tenemos. La de rechazo es un rompimiento con la cualidad femenina de la vinculación, el amor, la pertenencia, etcétera, y la herida de abandono es un rompimiento con la cualidad masculina de los límites y la estructura.

DIAGNÓSTICO DE HERIDAS
Y NECESIDADES NEGADAS
Desarrollado por Anamar Orihuela
con base en MATEA, de Miriam Muñoz Polit

La MATEA es una teoría sobre las 5 emociones primarias, la aprendí en el Instituto Humanista de Psicoterapia Gestalt por su fundadora, Miriam Muñoz.

Práctica nutridora

MATEA
Miedo
Alegría
Tristeza
Enojo
Afecto

Observa estas emociones y escribe

1) Pon el número 1 a la emoción que sientes más en general en tu vida, que te es más cómoda.
2) Pon el número 5 a la que te cuesta más sentir, es más amenazante y casi nunca sientes por lo mismo.
3) Pon el número 2 a la segunda emoción que sientes más.
4) Pon el número 4 a la segunda emoción más amenazante de sentir.
5) A la que queda ponle el 3.

Ahora ordena por número según tu calificación

1)

2)

3)

4)

5)

Cada emoción toca la puerta interior y nos avisa que hay una necesidad que llenar. Todas las emociones son sanas y necesarias, y cada una tiene un mensaje diferente y nos lleva a una necesidad que completar. Veamos cada una con más detalle.

El miedo

Cuando sentimos miedo, estamos ante algo que amenaza nuestra integridad. Éste nos avisa que debemos protegernos porque estamos en peligro y pone todo el cuerpo en una posición de recogimiento y defensa. Nos aísla, nos hace resguardarnos, nos inmoviliza o nos hace ponernos a salvo ante el peligro. Si estás en una pandemia, temblor o asalto, por ejemplo, el miedo es lo sano y esperado para protegerte. Es el padre o madre que nos protege del peligro, es la emoción que nos mueve a cuidarnos.

El miedo está relacionado con la herida de traición, ya que es la pérdida de la confianza en la vida. La traición es una herida que se vive cuando pierdes la confianza en que todo va a estar bien y empiezas a querer controlarlo todo porque no puedes con la incertidumbre y la vulnerabilidad. La persona con esta herida, en el fondo lo que siente es mucho miedo a la vida por un enorme sentimiento de desprotección ante una circunstancia o una serie de circunstancias vividas en la infancia.

Personalidad miedo

El miedo habla de la necesidad de protección; una persona que tuvo una infancia en desprotección, con cambios, incertidumbre y con mucho miedo del entorno se queda atrapada en la personalidad miedo. Una personalidad así es paranoica, desconfiada, ya no vive un miedo sano sino un miedo tóxico. Siente que algo malo va a pasar, tiene pensamientos catastróficos, necesita controlarlo todo, cualquier enfermedad o situación que se sale de control la hace sentirse profundamente insegura, ansiosa y fuera de sí.

El miedo en la personalidad te lleva a controlarlo todo, a aislarte y defenderte, a traducir cualquier cosa como amenazante y vivir con un alto nivel de ansiedad por tu necesidad de control. Alguien con personalidad miedo difícilmente confía o se suelta al amor, tiene mucho miedo de que lo lastimen y elige parejas seguras, que no pongan en riesgo su corazón. La ansiedad es el resultado de la fantasía que genera la personalidad miedo con su mente paranoica y con las emociones que reprime porque vive en el miedo y en la mente.

Vive en esa película de peligro que sufrió en su infancia o en alguna situación de mucha incertidumbre, que hoy lo tiene atrapado en el niño interno y lo hace súper mental y sin capacidad de vulnerabilidad. Una personalidad miedo no es vulnerable, no confía, controla, no sabe vivir la incertidumbre. Se siente siempre amenazada por un mundo que se le viene encima como si fuera un niño.

Miedo negado

Las personas que no saben sentir su miedo se la pasan poniéndose en riesgo, no respetan su límite y hacen muchas cosas que no necesitan ni sienten. Se atropellan haciendo cosas que se espera de ellas o que sienten que les darán valor, aunque en realidad muchas veces no las hace felices, al contrario, las llena de más miedo negado por su poca capacidad de respetarse. Es como vivir sin protección crónica, es la eterna ausencia de MA-PA.

El miedo nos protege a la manera de una madre o un padre que nos cuida y respeta. Si no sabes respetar tu miedo ni sentirlo, tampoco serás capaz de pedir y recibir protección de nadie. Serás una persona que se la podría pasar protegiendo a otros menos a ella misma, incapaz de recibir y ser vulnerable ante otros. Esto se pudo desarrollar debido a que esperar protección en tu infancia fue doloroso y sentiste mucho miedo, lo cual pudo haberte formado una personalidad miedo o una fobia a él. Bloquear el miedo fue la opción para sentir que ya no lo necesitabas. Si tú tienes negado el miedo, tu camino de sanación está en pedir protección, recibirla y permitirte escuchar tu límite y respetar tu miedo.

La alegría

Alegría es lo que sentimos cuando llenamos nuestras verdaderas necesidades y nos expresamos desde lo que en verdad somos. Alegría es el derecho a ser yo mismo, a expresarme como soy y sentirme aceptado. La alegría negada está relacionada con la herida de injusticia; es el no derecho a ser tú que pudiste vivir con tus padres por su dureza y exigencias o sus altas expectativas en la infancia. Cuando los padres son muy rígidos y exigentes o crecemos en circunstancias que no nos permitían ser niños y tuvimos que crecer rápido, no nos dimos —o no nos dio la circunstancia— el derecho de ser niños y crecimos con muchos deberes que nos impusimos o nos impusieron.

Quizá hoy no tienes la menor idea de quién eres, crees que eres tú mismo cuando en realidad podrías sólo estar viviendo conforme a lo que debes o tienes según tus introyectos y creencias, y no desde tu verdadero querer y sentir. Ésa es la pérdida de la alegría, del verdadero yo. Quien la pierde siente que hace todo lo correcto, pero nada es suficiente.

La alegría viene a tu vida cuando haces lo que necesitas, cuando vives conforme a tus valores, cuando llenas tus necesidades, cuando eres tú mismo. Terminaste un ciclo escolar y alcanzaste un grado, tuviste un ascenso en el trabajo, tomaste esas vacaciones que tanto necesitabas, lo sano, lo natural, es que la alegría nos embargue y nos permita afianzar lo que somos y lo que nos importa de la vida.

¿Te ha pasado que algo por lo que deberías sentir alegría te pone triste?

Personalidad alegría

Parece muy positivo tener una personalidad así, pero en realidad no lo es tanto. Lo sano es vivir las emociones que tocan, a veces tristeza, otras enojo, y así. La personalidad alegría es evasiva del conflicto, no sabe enfrentar las situaciones difíciles, no profundiza en las situaciones, busca cualquier medio para evadir, a veces la comida, la bebida, las compras, el sexo, suele ser adicta a estos u otros medios que le suministran su droga llamada alegría.

No toca su tristeza ni sabe sentirse vulnerable, es amiguera, es el alma de la fiesta, hedonista, eterno joven, sonriente, nada le preocupa, amigable, excelente para pasar el rato y vivir la fiesta, pero un verdadero conflicto para enfrentar los retos de la vida adulta, tomar decisiones, resolver los conflictos y decir lo que piensa.

Una personalidad así pudo tener un padre o madre muy enojados y rígidos que no se permitían la alegría y todo era deber. Él
o ella son justo el espejo de lo que sus padres o alguno de ellos
evadió; nuestros hijos nos ponen enfrente lo que no sabemos vivir
o resolver. También pudo haber tenido padres con la misma personalidad evasiva o de plano una infancia de profunda tristeza que
logró amortiguar a través de esta neurosis.

Una personalidad así no se siente auténtica, es complaciente y
hace lo que se espera, sonríe por todo, incluso ante lo que no entiende, lo que le duele. Es una carcajada lasciva, como un grito o
un llanto tragado. Recuerdo muchos pacientes que al contarme
situaciones súper dolorosas reían. ¿Cuántos evadimos lo que sentimos muchas veces haciendo cosas que nos ponen bien? Ésa es la
personalidad alegría, una forma de desconexión consigo mismo,
de dolor disfrazado tras una máscara de alegría.

Alegría negada

Ahora hablaré de una persona que no se permite sentir alegría.
Es una persona rígida, perfeccionista, exigente, no puede equi-
vocarse, siempre le faltó algo para que estuviera bien, no sabe ser
ella misma ni tampoco se permite ser espontánea, libre y feliz. Es
disciplinada, dogmática, llena de deberes, con poco derecho a disfrutar y ser niñ@. A esta persona le robaron la alegría y el derecho
a ser ella misma.

Permitirnos expresar al niño interno es la alegría profunda, ese
niño libre que es la mejor parte de nosotros y la más auténtica.
Cuando nos sentimos amados, aceptados y parte de, nos expresamos con ese verdadero yo, somos nosotros mismos llenos de
amor y alegría. Pero cuando estamos llenos de condicionamientos,

prejuicios, críticas, descalificaciones, dureza y frialdad nos encarcelan al niño y difícilmente podemos sentir la alegría de ser lo que somos.

Una persona así debe recordar lo que en verdad es y que se quedó atrapada debajo de tanta rigidez, autocrítica y dureza. Lo que en verdad eres está detrás de tu espontaneidad, libertad, tu verdadero sentir y lo que te hace feliz y libre. Ése es un camino que te ofrece el reencuentro con tus emociones; recupéralas y te recuperarás a ti mismo.

La tristeza

La tristeza es la emoción de las pérdidas, de las despedidas, de soltar y cerrar ciclos. Está relacionada con la herida de abandono. Desde la tristeza podemos vivir en un miedo permanente a perder a los que amamos o en un eterno duelo que jamás termina.

Cuando estamos ante una pérdida de algo que nos significa y que amamos sentimos tristeza, y esta maravillosa emoción nos permite ir cerrando ese ciclo, ir adelgazando el lazo invisible que nos unía a esa persona o cosa. Cuando nos damos espacio de sentir la tristeza vamos adelgazando ese hilo hasta lograr superar la ruptura y reparar el vacío que deja esa partida. Es sano, normal y esperado que todo lo que se va de nuestra vida y queremos o con lo que tenemos un lazo afectivo nos haga sentir tristes. Eso es sano y gracias a ese ciclo de dolor nos reparamos interiormente. El gran problema es que nos hemos hecho fóbicos del dolor y pensamos que está mal estar tristes. Entonces no le damos espacio a sentirlo y no terminamos nunca de soltar los lazos que nos conectan con lo que ya no está, con los ciclos que naturalmente se terminan, con los cambios que tiene la vida y que nunca se acaban.

Nos quedamos atrapados en viejos duelos y los vamos repitiendo una y otra vez sin darnos cuenta de que estamos tratando de cerrar viejos ciclos con nuestros padres o con antiguas relaciones que no superamos por no saber vivir el duelo. No existen las pérdidas, sino las malas despedidas. Si supiéramos soltar y decir adiós nunca serían pérdidas, serían ganancias, ya que esta vida es de cambios y aprendizajes y todos los que se van dejan regalos y enseñanzas; por ello hay que saber soltar y decir adiós para ver la ganancia de esa relación.

La vulnerabilidad tiene un poder, el poder de conectar, de reparar, de ser tú, de pararte ante ti, de aligerar tus cargas, de ponerte en la vida. Cuando sentimos conscientemente nuestra tristeza nos reparamos y nos liberamos, además de aprender lecciones siempre. ¿Tus padres lloraban? ¿Qué connotación le das a la tristeza? ¿Crees que mucho de tu vida es un intento por cerrar duelos con el pasado? La tristeza es el regalo del despego. La sabia vida nos la regaló para soltar los cambios que vivimos a lo largo de ella.

Personalidad tristeza

Es característica de una persona que se quedó atrapada en pérdidas tempranas significativas y que nunca superó. Por ejemplo, el abandono de un padre, la ausencia de su madre, la muerte de un ser querido, etcétera. Una persona así es muy propensa a sentirse víctima de la vida y las circunstancias, es negativa, nada le es suficiente, tiene mucho apego y necesidad. Dependiente, se fusiona emocionalmente con sus parejas o con las personas de las que depende a nivel afectivo, hace lo que los otros esperan y no sabe lidiar con las pérdidas o la soledad y hará todo por complacer y hacer que las personas dependan de ella y permanezcan a su lado.

No sabe lidiar con la soledad, no sabe soltar, será la eterna esposa, aunque lleve años divorciada, será una niña abandonada eterna, sola y sin recursos para sentirse fuerte y suficiente para la vida.

La tristeza desde la víctima es una emoción que no repara. Es como una lluvia que jamás termina y que se queda atorada sin conciencia de sanación. La única tristeza que cierra ciclos es la tristeza adulta que implica conciencia, responsabilidad y aprendizaje.

Tristeza negada

Una persona que no se permite la tristeza está condenada a repetir las mismas historias de dolor que tanto le lastiman. Es alguien que carga muchos duelos y dolores que jamás ha podido tocar. Sale huyendo de sus tristezas que cubre siempre de manera artificial; podría ser perfectamente un neurótico de la alegría. Tragarnos las tristezas nos va haciendo perder la voz, cerrar la garganta y llenar el pecho de carga. Hay mucha energía vital que se va en cubrir todo ese dolor y esto va generando una forma de rigidez en la vida y enfermedades.

Suelen ser personas muy racionales, con muchas distracciones o modos de evasión, poco profundas, que no muestran nunca lo que en verdad sienten, aunque sean muy sensibles, o sacan esa tristeza proyectándola en alguien o algo menos amenazante, como los animales en peligro o cualquier medio que los descargue sin verdadera reparación interior.

El enojo

El enojo es la emoción del empoderamiento. Todos los que sienten que están con el enojo en 1 y 2 de MATEA son personas que han tenido que cubrir su vulnerabilidad con dicho sentimiento. Esta emoción se ha convertido en su personalidad y su protección ante una vida que seguramente empezó en desprotección o donde se sintieron profundamente amenazadas. El enojo es una emoción muy sana para defendernos y protegernos de todo aquello que agrede nuestros límites y rompe nuestro bienestar, pero cuando se convierte en parte de la personalidad, la gente se vuelve defensiva, su primera reacción siempre es el ataque, es muy autoexigente, rígida y con muy poco derecho a disfrutar y divertirse.

Son personas que se toman la vida muy en serio, todo es estructurado y controlado, y la espontaneidad, el sentir, la capacidad de sentirse con derecho a ser ellas mismas está totalmente negada.

El enojo tiene la función de protegernos y poner límites, pero cuando se apodera de ti, eres una persona poco vulnerable y con muchas defensas que no sabe vivir la intimidad y la vinculación.

Cuando tienes el enojo en los primeros dos niveles, eso habla de una persona que no confía, que teme la vulnerabilidad y que necesita protegerse de otros, con poca capacidad para conectar con el afecto y con una personalidad muy rígida, con mucha protección y bastante miedo debajo de ese enojo.

Personalidad enojo

Cuando tu 1 o 2 están en enojo tienes que trabajar en conectar tu vulnerabilidad, aprender a protegerte como adulto y reducir la autoexigencia. La personalidad enojo es controladora, perfeccionista, competitiva, ordenada, no sabe pedir ayuda, es impaciente e intolerante, se atropella a sí misma por cumplir objetivos, tiene ego fuerte, no le gusta la incertidumbre y quiere certezas.

Son hombres y mujeres muy masculinos, mentales y cargados a hacer o lograr más que a sentir y vivir. Por lo general no saben hablar el idioma de pedir, recibir, permitir, soltar, confiar, fluir. Son aspectos que les cuesta mucho trabajo porque hay mucha energía masculina que los hace muy rígidos y controladores.

Casi siempre tienen éxito en los negocios o en su profesión, pero son un desastre en sus relaciones, donde no saben recibir, pedir, permitir y conectar. Suelen abandonar emocionalmente a su pareja y les cuesta bajar su nivel de defensa y quitarse el traje de "no tengo derecho a equivocarme".

Enojo negado

Las personas que no saben enojarse, que lo reprimen e implotan, casi siempre tienen sobrepeso. No es que no se enojen, es que se lo tragan y no pueden expresar lo que sienten con claridad. El enojo negado es ese no derecho a mostrar tus límites, ese no derecho a pedir lo que necesitas, a mostrar tu sombra porque te van a rechazar. Es un vicio de sentir que lo que a ti te toca es permitir, cargar, ceder, aguantar. Esto proviene desde tu vergüenza. Las personas que no se enojan es por la herida de humillación, son las que aprendieron a abusar de sí mismas seguramente a través de padres que abusaban de alguna forma de ellas.

En el capítulo 3 hablaré de algunos tipos de abuso, que es una parte muy importante del proceso con el sobrepeso, pero sin duda una persona que no sabe enojarse les grita a los demás: "Ven, abusa de mí, yo no tengo quien me proteja y quien cuide mi integridad".

La herida de humillación que está relacionada con la negación del enojo es por un profundo sentimiento de vergüenza, que es al final rechazo y odio por lo que soy. Este odio y enojo conmigo me generan una posición masoquista donde permito situaciones de dolor que me hacen sentir mal. Una persona masoquista de alguna manera se cree merecedora de sus cargas, y hay tanto rechazo y odio hacia sí misma que vive como burrito de carga, siempre resolviendo, cargando y llena de enojo negado por eso.

Todos los que tienen el enojo en MATEA en el 4 o 5 están relacionados con este comportamiento y con la herida de humillación como la más profunda, la cual está en el fondo de muchas de sus acciones y dolores en la vida.

Más adelante abordaré el tema de los límites, un elemento esencial para expresar el enojo y darnos el derecho.

El afecto

Me encanta el afecto como parte de las emociones básicas del ser humano. Siento que lo entendemos poco porque no nos enseñaron a sentirlo en conciencia, pero es una emoción fundamental en el proceso de la satisfacción de necesidades y de contacto con lo que en verdad nos hace felices. El afecto es lo que sentimos cuando tenemos conexión y contacto con una persona, cosa o situación. Gracias al afecto nos acercamos, nos sentimos atraídos hacia eso y lo conectamos. Cuando sentimos afecto queremos proximidad, es la emoción que nos lleva a la vinculación con lo que nos hace bien o amamos.

Si no tuviéramos la capacidad de sentir afecto haríamos las cosas sólo por deber, porque es lo que toca, pero no existiría esta emoción que me lleva a estar conectado con lo que estoy haciendo y vivirlo en conciencia. El afecto es contacto y disfrute. Una persona que creció sin afecto es alguien que pudo haber desarrollado la herida de rechazo, que es la falta de vinculación y apego, y esto puede ser una ausencia por siempre en su vida.

El afecto es mostrado por la madre sobre todo en los primeros años de vida, ella es la que nos permite la primera vinculación a través del cuerpo, el seno, el vientre, la conexión afectiva. Ser madre no quiere decir que ya está dada tu capacidad de vinculación, la gran mayoría de las mujeres tenemos dificultades con este tema porque crecimos en una cultura de conflicto con la feminidad, y esto nos rompe la capacidad de conectar.

La ausencia de afecto está relacionada con la herida más primaria, rechazo, la falta de vinculación y una forma de disociación con el mundo. Estoy aquí, pero no estoy del todo conectado. El rechazo no quiere decir, en la mayoría de las veces, que te rechazaron, quiere decir que el nutriente del amor no corría del todo bien en el sistema y que, aunque tu madre pudo amamantarte o estar a tu lado, no tenía la disposición o la capacidad de contacto.

Vincularte es sentir, mirar, conectar, intimar, abrirte al otro, estar presente, sentir que tu pecho está expandido y que no hay barreras entre tú y el otro. Es un encuentro, un desplazamiento del ego para permitir conectar con lo que nos une, con lo que nos hace ser. Es una capacidad maravillosa que se repara, se rehabilita cuando está rota, se aprende y te hace reconciliarte con la vida, con el estar presente y dejar de estar escondido en tu trinchera.

Yo tuve padres bastante disociados, por lo que su capacidad de conectar de manera afectiva conmigo fue prácticamente nula. Yo crecí con hambre de afecto, hambre de piel y de contacto, y mi tendencia en la vida hubiera sido reproducir esa disociación por la incapacidad de llenar esa necesidad. El trabajo personal me ha permitido abrirme al afecto en mi vida, soy una persona que busca en todas sus relaciones espacio de conexión e intimidad verdadera. Amo mirar a los ojos, estar presente para el otro, sentir con el corazón y estar en toda la disposición para el contacto. Lo vivo todo el tiempo con mis pacientes, me siento presente y vinculada con ellos y soy una persona que todo el tiempo está creando lazos, haciendo grupos, generando alianzas; una de mis habilidades es unir.

Personalidad afecto

Es propia de una persona que hace grupos, crea alianzas, disfruta sentirse cerca de los que ama, es muy familiar. Mira a los ojos, busca estar cerca de sus vínculos, le gusta sentarse a la mesa o viajar con una persona que se abra al contacto. Su profesión tendría que ser una actividad que enlace, conecte, vincule mundos o visiones, genere pertenencia y repare formas de separación. Eso la haría muy feliz.

El lado oscuro sería de pronto perderse en el otro y no guardar su individualidad, que su deseo de vinculación la hiciera olvidarse de poner límites, protegerse y la volviera fusional y dependiente de otros. Una personalidad afecta debe cuidar mucho su libertad, criterio propio, límites, saber decir lo que necesita, buscar espacios personales, tener una visión y vida propia porque podría perder su individualidad.

Es cálida, empática, hace sentir bienvenidos a los otros, sabe generar atmósferas donde todos se sientan recibidos, queridos; es armonizadora de espacios, conciliadora, le gusta la armonía y aprecia mucho sentir intimidad en sus relaciones.

Afecto negado

Una persona que no sabe sentir afecto está desvinculada o disociada. Es casi siempre una herida que está en todo su sistema familiar, como un no permiso de amar y conectar con la vulnerabilidad e intimidad. Es un rompimiento con la capacidad de contacto y no sentir la pertenencia y afinidad casi en nada.

Es una persona que hace las cosas por deber o porque cree que eso le dará reconocimiento, pero no se siente conectada con esa realidad. Alguien que no se vincula vive como ajeno a la realidad o vive la vida como en su propio mundo y lejos de los demás. Muchos límites, mucho rechazo, aislamiento y separación. Es una persona fragmentada en varios sentidos dentro y fuera de sí. La fragmentación es una forma de no presencia, de no estar habitado, no encarnado en el cuerpo sino como espectador de la vida, con mucho vacío y miedo al amor.

La herida de rechazo es heredada, y en pocas palabras la explicaría como la herida del que aprendió a odiarse antes de amarse y ese rompimiento consigo mismo lo aleja de todo lo demás. Se repara habitando el cuerpo, las emociones, estando presente en el aquí y el ahora y permitiendo el contacto con los demás desde el contacto consigo mismo. Se repara cuando se empieza a amar a sí mismo habitándose en todo lo que es, vinculándose consigo.

Las emociones que están en tus números de MATEA 4 y 5 están relacionadas con las heridas más profundas de tu personalidad, sistémicas e inconscientes.

Emoción	Herida	Necesidad negada
Miedo	Traición	Protección
Alegría	Injusticia	Derecho a ser niño
Tristeza	Abandono	Soltar
Enojo	Humillación	Límites
Afecto	Rechazo	Vínculo

Las emociones que están relacionadas con tu 1 y 2 de MATEA son las emociones que te protegen y las que conforman tu ego o personalidad, es la personalidad que expresas en la vida y es evidente. He descrito en cada una de las emociones esa personalidad. Observa la descripción de cada emoción y observa si te sientes identificado con ella y con la herida con la que se relaciona que describo en el esquema de emociones, heridas y necesidades.

Un elemento súper importante de todo lo que acabamos de describir es la necesidad. Cuando nosotros llenamos la necesidad podemos completar un ciclo y liberar energía atrapada. Observa en la columna de necesidades negadas ¿qué necesidad es la que te estás negando?, porque detrás de esa necesidad está tu camino de sanación. No se trata sólo de darte cuenta de cuál es tu herida del ego, que son la 1 y 2, y tu herida del alma o el inconsciente que casi están siempre relacionadas con el sistema familia y son las heridas que podría costarte más trabajo reconocer. Sobre todo es un esquema para trabajar con tus necesidades negadas, que es un camino de sanación muy importante.

Llenando mi necesidad

Contesta las siguientes preguntas, sobre todo las relacionadas con las necesidades de las emociones 4 y 5 de MATEA, que son las más negadas para ti:

Miedo
1) ¿Qué significa para mí hoy darme o permitirme protección?

Alegría
2) ¿Qué sería para mí darme el derecho de ser yo mismo?

Tristeza
3) ¿Qué necesito soltar y terminar hoy en mi vida?

Enojo

4) ¿A quién o a qué debo ponerle límites hoy en mi vida?

Afecto

5) ¿Qué significaría para mí vincularme o conectarme hoy?

Las emociones son preciosas mensajeras y guías para cubrir nuestras necesidades y vincularnos con nosotros, con los otros y con la vida. En el camino de la sanación, la recuperación de tu capacidad de sentir en conciencia es fundamental y dejar de darle tanto poder a la mente como la única realidad que aceptamos y conectamos. El cuerpo es más verdadero que la cabeza, nos conecta con lo que somos y sentimos, y si bien no debe de ser quien gobierna, sí debemos de entender que tiene 80% del peso en la acción, es por eso que muchas veces, aunque lo entiendas, si está bloqueado en el cuerpo no puedes cambiar la realidad. Debemos aprender a gobernar el cuerpo conociéndolo, respetándolo, llenando sus necesidades, sintiendo lo que no fluye y manteniéndolo como una parte fundamental del mismo.

Hacer el amor con nosotros mismos significa unificar e integrar nuestro cuerpo, mente y emociones en una misma línea. Necesitamos reconciliar con nuestras emociones y dejar de vivirlas como amenazantes. Es vivirnos con mayor integridad y utilizar ambos recursos para vivir una vida más plena y presente. El gran tema de la disociación con esta energía es que venimos de una época mental, tecnológica y materialista, y el sentir, los valores, lo humano son considerados menos valiosos. Hoy vale más un árbol muerto que un árbol vivo y esa visión tan materialista y poco humana es parte del rompimiento con el cuerpo y las emociones, con lo femenino, que abordaremos en el capítulo siguiente.

CAPÍTULO

3

Herida de rechazo y abandono

Crecí con una sensación de desamparo abrumador, mi único consuelo siempre fue la comida.

La comida y la madre están conectadas, la nutrición y la protección son energías femeninas. La energía femenina se expresa en la vida no sólo a través de las mujeres, es una cualidad expresada en hombres y en todo lo que se manifiesta en la vida desde la capacidad de unir, reconciliar, nutrir, sentir, pertenecer, vincularse, ir hacia dentro, la intimidad y todo lo relacionado con la capacidad de unir. Si tenemos conectado el polo femenino, tenemos capacidad de escucharnos, de crear, de vernos, amarnos, nutrirnos, darnos y dar amor, estar en contacto con el interior, con el alma.

El abandono es un rompimiento con la energía masculina que se expresa en la vida como la capacidad creadora, de plasmación, estructura, disciplina, límites, autoridad, estrategia, racionalidad, productividad, abundancia. Es una fuerza para crear la vida que queremos y contar con nosotros para logros académicos, éxito profesional, poder, plasmación. Todo lo que le da a la vida orden, disciplina y estructura es una cualidad masculina; todo lo que le da a la vida unidad, cohesión y vida es energía femenina.

Lee las siguientes frases y palomea las que te describen:

Características de tu rompimiento con lo femenino, herida de rechazo

1) Cerrar los ojos, escucharte y sentir no es una práctica cotidiana en ti.
2) Tu frase podría ser ésta: "Me choca la gente que se detiene a llorar sus fracasos, hay que buscar soluciones".
3) Eres súper racional y enfocado a objetivos.
4) Sabes tener estructura y disciplina cuando lo necesitas.
5) Tu enfoque está más en ser productivo y exitoso que en tener buenas relaciones.
6) Te exiges mucho y crees que debes esforzarte más.
7) Odias el cambio, la incertidumbre y perder el control.
8) Sueles tener éxito económico, pero relaciones pobres.
9) Cuando algo te duele te pones a pensar mucho en eso.
10) A veces todo parece perfecto, pero en el fondo te sientes vacío.

Características del rompimiento con lo masculino, herida de abandono

1) Empiezas y no terminas las cosas.
2) Todo tu mundo está en el sentimiento, te cuesta pensar con claridad.
3) Eres económicamente dependiente.
4) Si te entusiasma lo haces, si no, lo abandonas.
5) Sueles hacer cosas por impulso y meterte en problemas por eso.
6) Eres enamoradizo, apasionado y puro corazón.
7) Confías de más en las personas, crees que todas son buenas.

8) Te cuesta confiar en tus recursos, necesitas a otros.

9) Con facilidad te fusionas con las personas y empiezas a ser como ellas.

10) Sueles vivir mucho dolor porque no sabes poner límites y por eso permites abusos.

Sabemos qué herida está más activa porque tenemos bloqueada esta energía en nosotros o nos cuesta más trabajo.

Herida: Rechazo	Herida: Abandono
Energía: Femenina	**Energía: Masculina**
Ying	*Yang*
Vínculo	Límites
Flexibilidad	Autoridad
Emociones	Racionalidad
Intuición	Lógica
Unidad	Estructura
Creatividad	Plasmación
Cuerpo	Mente
Curvo	Lineal
Fondo	Forma

En el símbolo del ying y el yang taoísta podemos ver cómo la integración de estas energías nos lleva a expresarnos como una unidad con lo que somos. Evolucionamos cuando somos capaces de expresarnos desde nuestra energía masculina plasmadora, inteligente, expansiva, estructurada, y desde nuestra capacidad femenina que nos vincula con el cuerpo, las emociones, los valores humanos, la unidad y lo espiritual, y onírico. Alcanzamos una manera de estar en la vida más completa cuando ambas cualidades del alma están en armonía en nuestro interior. Cuando la división de ambos hemisferios se rompe nos hacemos más completos.

Somos una humanidad que ha dejado de lado lo femenino, todo se ha centrado en "Pienso y luego existo" y hemos dejado abandonado el lado femenino de la vida. Hemos rechazado el cuerpo y su verdad aspirando a controlar todo a partir de la mente y eso nos tiene atorados evolutivamente. Los valores económicos, la tecnología, la ciencia, el poder, la conquista comercial, el dinero, comprar, poseer, parece ser la imagen del éxito y lo más importante. La deshumanización que vivimos tiene que ver con la pérdida de la conciencia femenina, del contacto con el cuerpo y de los valores de la madre espiritual, la tierra, lo femenino sagrado, el amor, la unidad.

Eso nos rompe a la mitad y nos desvincula de una parte muy necesaria para vivir un equilibrio. Venimos de años de una época hiperracional que ha dado un gran peso a la razón y a la ciencia. Todo el enfoque hacia los valores masculinos. Y no es que sean malos, al contrario, los valores masculinos son extraordinarios, pero deben estar equilibrados con su polo opuesto complementario que es el femenino.

Cuando conectemos los valores económicos, tecnológicos, la ciencia y la razón con los valores humanos, espirituales, la unidad, el respeto a la tierra, el amor, ese día comenzaremos a expresarnos como seres humanos más completos.

Estoy segura de que si conectáramos más con nuestro cuerpo no nos permitiríamos vivir en esta voracidad de compras y necesidades falsas. Eso está en la mente que busca estatus, el cuerpo nos guiaría hacia un mayor equilibrio. Nos diría que no necesitamos tanto para ser felices.

El amor sería la integración de nuestra cualidad masculina y femenina sin bloqueos.

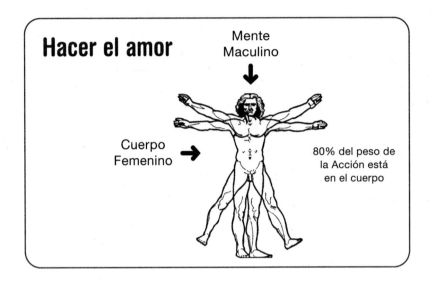

Cuando tenemos mucho dolor sin resolver en nuestra infancia, cuando hay mucho dolor en las historias de nuestros padres y sus propios padres, hay un bloqueo de la energía de ambos polos y no podemos fluir de manera completa en distintas áreas de la vida.

La herida de rechazo es un rompimiento con la capacidad de vinculación y afecto, por eso las personas con rechazo tienen un bloqueo en la conexión consigo mismas. Es como si fueran personas ajenas a este mundo y con un mundo imaginario en el cual pasan la mayor parte de su tiempo. Son personas que no saben conectar con el afecto o les cuesta mucho, se hacen invisibles y les gusta pasar desapercibidas. Les cuesta hacerse presentes porque pasan tiempo en su solitario mundo imaginario, ése sí es su lugar seguro. Son personas que atraen mucho rechazo en los demás y sienten mucho odio por muchas cosas. Suelen tener conflictos con las vías respiratorias, la piel, el estómago, todos órganos de contacto con el entorno, el entorno para ellas es amenazante, no se sienten aceptadas y son hostiles.

Si quieres conocer más de esta herida puedes leer mi libro *Transforma las heridas de tu infancia*, donde explico con detalle todo lo relacionado con ella.

Ésta es la herida de fondo del sobrepeso, un doloroso rompimiento con el afecto, la aceptación de ti mismo, el vínculo con los demás y el merecimiento. Esto es un dolor sistémico heredado de generaciones anteriores.

En el caso de la herida de abandono es un rompimiento con la energía del límite y la estructura, un rompimiento con la autoridad. Cuando somos pequeños se vive como un vínculo desordenado, tus papás están, pero no están en sus propios temas o ellos mismos son padres-niños, no hay estructura y orden en tu vida. Hay inestabilidad en muchos sentidos y el afecto está pero de pronto no está y te quedas mucho en el vacío y la soledad.

Ambos padres son portadores de ambas energías y pueden ser el vínculo, la estructura, los límites, la nutrición y el afecto para un niño. Ambos aportan estas cualidades, sin embargo, a las mujeres les es más propia la energía femenina y a los hombres la energía masculina. Esto lo podemos expresar en todas las actividades de nuestra vida y en algunas nos sale mejor que en otras, por ejemplo, quizá tengas muy buena energía masculina en tu trabajo, pero en tus relaciones de pareja no la sostienes, ahí tienes más energía femenina, lo cual probablemente está relacionado con tu herida que se activa en esa área de tu vida.

El abandono y el rechazo son heridas muy activas en el tema del sobrepeso, ya que por un lado es un rompimiento con el vínculo de ti mismo y tus necesidades y por otro lado es un abandono también de lo que eres y necesitas. Iremos profundizando en ambas heridas a lo largo del libro y también hablaremos de la herida de la humillación, que es otra herida muy relacionada con el automaltrato.

SANANDO A LOS PADRES

No podemos expresar la energía que nos faltó si la tenemos bloqueada por enojo, dolor o conflictos actuales con los padres o alguno de ellos. El trabajo de ir sanando la relación con los padres es un proceso de vida donde vas construyendo un lazo de comprensión de sus limitaciones, conocimiento de su historia, contacto con las partes de ellos en ti y agradecimiento de lo recibido. También ir encontrando un lugar sano de relación con ellos. No tenemos la obligación de soportar padres que nos lastiman ahora como adultos.

La reconciliación no es decir: "Ya no estoy enojado con ellos", es un sendero donde los conoces como seres humanos, sus historias, sus dolores y vas sanando su presencia. Es trabajo interior.

Hay que aprender a desahogar terapéuticamente, poco a poco, los dolores listos para integrarse y que nos hemos tragado literalmente con papá, y mamá, y que hoy necesitamos aprender a expresar con conciencia y, sobre todo, con autoacompañamiento.

Todos hemos vivido situaciones que nos han dolido en la relación con los padres; si no fuimos escuchados y abrazados para liberar eso que nos dolió se convierte en memorias que están bloqueando energía en tu cuerpo. Hoy la vida te pone ante las situaciones que no resolviste en el pasado, con tus relaciones presentes. Por ejemplo, cuando te sienes no valorado y criticado en tu trabajo, pero te sienes atrapado y sin salida de esa realidad. Sólo te quejas y la sufres sin cambiarla. Ésa es una clara memoria del niño que habita en ti, porque todo lo que hoy te hace sentir atrapado, rebasado, dolido y sin posibilidad de cambiar situaciones son experiencias de dolor no resuelto en el pasado y te paralizan como a un niño frente a la vida. Todo adulto puede poner un límite, un niño difícilmente.

Un adulto siempre tiene los recursos para mirar las cosas en su justa dimensión, salir de ellas y poner un claro límite ante lo que le afecta. Todo lo que hoy nos duele y no podemos cambiar está capitaneado por un niño herido que no tiene recursos para moverse.

El dolor que está listo para ser trascendido te duele hoy. Si logramos ser adultos frente a eso que hoy nos duele, podremos descubrir cuál es la parte que nos conecta con nuestro pasado para resolverlo. Sé que eso no es fácil, y es por eso que debemos tener integrada la terapia para dar un espacio en nuestra vida cuando la vida nos está doliendo, nos sentimos atrapados por diversas realidades o queremos crecer. Si aprendemos a escuchar nuestro cuerpo y nos permitiéramos ser guiados por nuestras emociones sabríamos llegar al origen de ese dolor y resolverlo de fondo.

Los padres son los protagonistas de muchos de nuestros dolores de origen. Por su abandono, su rechazo, su ausencia, su presencia tóxica, por lo mucho, por lo poco, porque nos dijeron, porque callaron, porque nos dejaron, porque nos llevaron ¡Pobres padres!, ser padre en ocasiones es muy ingrato porque se nos exige mucho, con pocos recursos de todo tipo, la mayoría de las veces impactamos dolorosamente a nuestros hijos sin querer y no lo olvidan nunca.

Dejemos a nuestros padres en paz, urge que maduremos para disfrutar de su presencia si aún están en tu vida, cultivar un sentimiento honesto de perdón por lo que fueron, por su ignorancia, por su carencia, por todo lo que te hubiera gustado, por lo que no fue y no será. Si actualizas una relación horizontal con ellos hoy podría ser algo bueno para ambos, para aprender a disfrutar de esos vínculos entrañables que sólo tendrás una vez en tu vida. Madre y padre tienes sólo una vez en la vida. Sólo una persona será tu padre y sólo una persona en ese infinito mundo será tu madre; si hoy están en tu vida y están dispuestos a actualizar una relación sana, abrázalos, escúchalos, aprende a tenerles paciencia, conoce su historia, sus anhelos, míralos con compasión, con ternura por su ignorancia y su carencia. Acompaña sus días con agradecimiento y disfruta su presencia.

Todos estamos unidos por un hilo invisible de conexión con nuestros padres. No importa si no conociste a tu padre, si no viviste con tu madre o si alguno murió. El canal nunca se rompe, puede estar lleno de bloqueos, dolor y enojo, o de conciencia, perdón, agradecimiento y aprendizaje con ellos. Todos los que ya somos adultos mayores de 21 años no tenemos por qué seguir pagando facturas de lo que nuestros padres no hicieron, hicieron mal, o hicieron de más. Hicieron lo que pudieron y el primer paso en la reconciliación con tu energía masculina y femenina es renunciar a las facturas que sientes que te deben tus padres por no ser lo que esperabas.

Haz un trabajo terapéutico con tus padres, trabájalos siempre que necesites resolver esos dolores que te limitan. Nunca dejamos de sanar y la vida nos muestra el camino. Si sientes que tu bloqueo está con tu energía femenina trabaja el vínculo, la pertenencia, el afecto, la herida de rechazo. Esto podría ser expresado por ambos padres, podría estar roto en ambos padres. Si sientes que tu bloqueo es con lo masculino trabaja tu capacidad productiva, tus límites y tu estructura, esta energía pudo estar ausente como un abandono en tus padres. Si haces un trabajo terapéutico para irte reconciliando con tu padre y tu madre podrás colocarte de una manera más poderosa en tu vida y desbloquear aspectos de ellos que hoy necesitas en ti.

CONECTANDO CON LO FEMENINO

A la gran mayoría lo que le falta reparar es la relación con lo femenino. Hay que darle espacio en nuestro día a día y cultivar el silencio, el contacto con nuestras emociones, la relación con los que amamos, soltar el teléfono y tener momentos de estar presentes, de sentir la vida. Si eso se convierte en algo importante y le damos espacio la energía femenina crecería en nosotros.

Invertimos casi el cien por ciento de nuestra vida en ser productivos, en generar un patrimonio, pero cuando llegamos a la vejez olvidamos sembrar un patrimonio interior, relaciones, vínculos, sabiduría, espiritualidad y paz que nos acompañe en esa etapa de la vida. Construimos paz económica pero no paz espiritual. A este mundo regido por valores económicos no le interesa la paz, le interesa el poder, la productividad, el ego, etcétera.

Como verás, la que hoy opera con mayor fuerza es la energía masculina; la energía femenina que tenemos hombres y mujeres está como un accesorio en nuestra vida, sabemos que necesitamos eso, pero no hay tiempo.

La energía femenina nos hace fraternos, nos recuerda lo importante, sin ella perdemos nuestra esencia y nos desensibilizamos, nos deshumanizamos y nos dividimos. Nos ponemos en división, competencia y explotación de los recursos sin humanidad.

Se nos rompió la capacidad de vincularnos, la relación con la madre tierra, la conciencia de lo eterno femenino. Nos compramos la idea básica de lo femenino como la imagen, la belleza, la maternidad, lo emocional, pero no tenemos relación con lo femenino sanador y nutridor. Tenemos esa herida colectiva producto de una época tecnológica, mercantilista, racional y material.

Sé que es un tema complejo, yo he pasado mucho tiempo entendiéndolo y relacionándolo con las heridas de la vida. Una persona con sobrepeso carece de energía femenina en la relación consigo misma. El vínculo y el contacto con el interior se rompe y dejas de sentirte y mirarte. Ésa es la energía femenina activa en nuestro interior, sabemos mirarnos, sentirnos, nutrirnos y sanarnos. En la energía masculina también hay un mal enfoque de la energía porque podrías vivirla sólo para rescatar a otros o para logros materiales, pero no para protegerte, ponerte límites o ser una autoridad para ti. Es una ausencia de padre también, pero en la función de autoprotección y cuidado interno. Toda la energía masculina y femenina va para afuera, al servicio de todos, menos a trabajar a tu servicio por esta falta de vinculación contigo.

La unión de lo femenino y lo masculino es fondo–forma, mente–corazón, hemisferio derecho–hemisferio izquierdo, materia–espíritu. Somos el cristo en la cruz crucificado en ambas naturalezas. Horizontal femenino, vertical masculino, eso somos todos, esos hombres insertados en un mundo material que necesita recordar su naturaleza espiritual y expresarla en la vida. ¿Te imaginas una humanidad que integre por un lado una gran espiritualidad, el respeto por la naturaleza, el amor por los seres humanos, por la vida y con capacidad de utilizar su inteligencia, la ciencia, la tecnología, la capacidad generadora, plasmadora y la voluntad? Eso sería un matrimonio sagrado con lo femenino y lo masculino.

En relación con el sobrepeso, el rompimiento con la energía femenina es un punto muy importante a sanar. Escuchar tu cuerpo, tus emociones, nutrirte, protegerte, pedir lo que necesitas, escuchar tus necesidades, dejar de rescatar, dejar de cargar a los demás, expresar lo que te molesta, no hacer cosas que no deseas o necesitas. Eso hace una madre nutridora con su hijo. Ésa es la madre que quizá nos faltó o que estuvo tan presente en una madre controladora que no te dio espacio para desarrollarlo en ti.

Tu sobrepeso es parte de un proceso de reconciliación contigo y de crecimiento interior. Es reconciliarte con la madre que te parió, pero sobre todo con la madre interna, esa que está dentro de ti y que necesitas activar con tu capacidad de autoprotección y respeto por ti.

Integrando la energía femenina

1) ¿Qué es lo más necesito hoy para sentirme mejor?
   Son decisiones que debemos tomar en diversas áreas de la vida. Ejemplo: físico, dinero, pareja, trabajo, amigos, sexualidad, etcétera. Ejemplo: poner límites a mi mamá, poner orden en mi trabajo, hablar con mi pareja de... etcétera.

2) ¿Qué reconozco que me hace una persona valiosa?
   Ejemplo: soy noble, generoso, responsable, comprometido, leal, buen amigo, etcétera.

3)-¿Qué es lo que me nutre mejor hoy?
   Ejemplo: lo que estás haciendo bien o lo que debes seguir en hábitos. Ejemplo: ir a terapia, leer, meditar, hacer ejercicio, tomar un curso, etcétera).

4) ¿En qué debo ser empático y paciente conmigo mismo?
   Ejemplo: en mi mal carácter, mi desorden, mi falta de confianza en mí, mi incapacidad de poner límites, mi cuerpo, etcétera.

5) ¿Cuáles son mis necesidades afectivas?
   Ejemplo: reconocimiento, contacto, intimidad, respeto, compromiso, aceptar mi vacío, respetar lo que siento.

CONECTANDO CON LO MASCULINO

La energía masculina es preciosa, soy muy fan de los valores masculinos y en muchos aspectos es una energía que me queda más cómoda que la femenina. Aunque he ido descubriendo el poder de lo femenino y cambiando los prejuicios con los que crecí respecto a ser mujer, amo la combinación de ambas energías en mi vida.

Lo masculino es la fuerza, la inteligencia, la voluntad y la estructura, todo crece y llega a la cima cuando hay energía masculina, es la inteligencia que da forma a las cosas. Las personas con éxito profesional sin duda tienen una buena dosis de energía masculina para tener el enfoque, la estrategia y voluntad en una meta.

No tener energía masculina te hace una persona dependiente, sin estructura, sin capacidad de poner límites o respetarlos. No eres capaz de sostener tus metas y tener enfoque en lo que haces. Son personas con problemas con la autoridad y con ser ellas mismas su propia autoridad. Hay áreas de nuestra vida en las que puedes tener mejor enfocada la energía masculina y otras donde pareciera que no la tienes; no es que si no la tenemos no la tengamos en todo, no es así, la podemos tener funcionando muy bien en el trabajo, pero no funciona bien en otras áreas, por ejemplo.

Se rompe nuestra relación con esta energía porque de alguna manera no tuvimos la necesidad de desarrollarla por padres con una energía masculina muy fuerte y controladores o porque tuvimos abandono en la infancia y no hemos podido desarrollar estructura en nuestra vida. No necesariamente todas las personas que tuvimos abandono carecemos de energía masculina, al contrario, ese abandono pudo haber sido el elemento que disparó la necesidad de masculinidad en tu vida y la hayas integrado.

Esto tiene que ver con temperamento, en una familia donde ambos hijos fueron abandonados uno elige o le alcanza para no tener estructura y al otro para ser súper estructurado. Lo que suele pasar es que casi siempre el abandono los lanza a los polos, una estructura muy rígida o una falta de estructura muy aguda.

Cuando no hemos desarrollado la energía masculina es que de alguna manera alguien nos la provee, quizá un esposo, un padre, una madre muy controladora y que de alguna manera no te permita desarrollar tu propia energía. Hay hombres y mujeres súper controladores que van infantilizando a sus parejas, hijos o a quien se deje, no permitiéndoles tomar decisiones, controlando los distintos aspectos económicos, educación, pareja, estudios, vacaciones, inversiones, etcétera. Esto es un mecanismo de control para no ser abandonados, desde el inconsciente crees que si lo atas a ti nunca se irá.

Todos necesitamos tener tanto energía femenina como masculina, eso nos da libertad, equilibrio, armonía, etcétera. No importa la actividad que desarrollemos; por ejemplo, un ama de casa con una energía masculina bien integrada es súper organizada, con límites muy claros, tiene una casa e hijos que funcionan con orden y estructura en todo. Ellas son bastante prácticas, buenas administradoras, cazadoras de ofertas y ahorradoras. No se trata de lo que haces, en realidad podemos tener energía masculina y femenina en todo, ésa es la idea, eso nos hace más completos.

Los límites son una cualidad de nuestra energía masculina y de una autoridad sana en nuestro interior. Poner límites es un asunto básico para cualquier tema de salud física, emocional y mental. La capacidad de elegir y reconocer qué momento estoy viviendo es un proceso que vamos rompiendo cuando estamos acostumbrados a abusar de nosotros.

Estoy convencida de que nacemos con la capacidad de reconocer lo que necesitamos, lo que nos gusta o no, lo que nos lastima, lo que no queremos. Esa capacidad innata la vamos rompiendo cuando nuestros padres no respetan nuestros límites y son negligentes y con formas de abuso en distintos ámbitos. Un padre que no respeta tu necesidad, que no la escucha, que demanda que hagas lo que él espera, que no valida tus percepciones y niega lo que sientes, un padre que ignora lo que eres, es un padre abusador que te enseña qué puedes esperar de los que amas y no te enseña a pedir lo que necesitas, a recibir lo que mereces y que es sano decir no.

Muchos elegimos complacer para sentirnos aceptados o parte, para no generar problemas o hacer conflicto donde ya había muchas cosas de qué preocuparse.

La falta de límites es un tema muy importante para equilibrar el cuerpo y dejar de tener sobrepeso. Una persona que no reconoce su límite, lo respeta, lo respalda y renuncia a su posición de abuso de sí mismo, lo que yo llamo las 4R de los límites, jamás podrá bajar de peso, ya que su cuerpo tendrá que hacer la función de protección que su límite adulto no está ejerciendo.

Las 4R de los límites

Reconocimiento

El primer paso en la restitución de los límites es el reconocimiento de eso que quieres, no quieres, necesitas, no necesitas, te lastima, te hace sentir mal, no quieres hacer, no vas a permitir, etcétera. Parece fácil, pero nos pasamos la vida leyendo lo que todos esperan de nosotros, menos lo que nosotros necesitamos de nosotros. Esto va desconectando esa capacidad de distinguirlo y nos pasamos la vida haciendo mil cosas que no necesitamos y no nos significan nada. Las personas que nos hemos pasado la vida haciendo cosas que los demás esperan o que pensamos que nos brindarán valor sin en verdad conectar con nosotros, necesitamos dedicar un tiempo a volver a habitarnos y conectar con nuestro cuerpo, que es la mejor guía para reconocer lo que necesitamos.

Como decía, todos tenemos la capacidad innata de saber lo que queremos y necesitamos y eso está en la memoria de nuestro cuerpo. Cada que estás ante algo que no sabes bien si quieres o no quieres pregúntale a tu cuerpo, habla en voz alta y repite eso que estás a punto de hacer o decidir o comer y observa qué le pasa a tu cuerpo con eso que tienes frente a ti. Verbalízalo y dilo en voz alta: "Mi cuerpo necesita comer...", y observa las sensaciones y emociones alrededor de esto y aprende a reconocer su significado. Esto puede ser un poco confuso al inicio, porque estamos aprendiendo a hablar un nuevo idioma, el idioma del cuerpo, pero conforme lo vayas practicando será lo mejor que te pueda pasar porque eso es lo que necesitas aprender para llevarte a la boca lo que en verdad necesitas. Nos hemos acostumbrado a comer lo que pensamos que nos hace sentir bien, más de lo que necesitamos en verdad. Por muchos años yo me la pasé comiendo cosas más para "sentirme bien", emocionalmente, que es una realidad muy distinta que sentirme bien físicamente. Por ejemplo, amo el arroz y me encanta, toda mi vida devoré arroz sin problema, no podía faltar en mi mesa todos los días. Cuando empecé a restituir el lenguaje de mi cuerpo, a reconocer su límite, me di cuenta de que el arroz me cae súper pesado y que tardo una eternidad en procesarlo. Jamás lo hubiera pensado, mi amado arroz. Hoy cuando veo el arroz y estoy consciente del malestar que le trae a mi cuerpo ya no se me antoja tanto, inmediatamente al conectar con el lenguaje de mi cuerpo me trae la memoria de sentir en conciencia la pesadez que me hace sentir el arroz. Pero eso es lo que pasa cuando escuchamos a nuestro cuerpo, podemos reconocer la sensación de malestar porque lo sentimos con toda claridad.

Nos acostumbramos a vivir en malestar, a inflamarnos, irritarnos, a la pesadez; es una relación tóxica con la comida porque por un lado me encanta y por otro me lastima, me incomoda mi manera de vivirla. Estar en un sistema sano es tan extraño y ajeno al principio, pero después es como si te devolvieran la vida que te habían quitado por años y que ahora es tuya y tú eliges y decides lo que quieres y necesitas, y eso es profundamente sanador. Obvio nadie nos quitó la vida, pero estar en todos lados menos contigo es una forma de ausencia que te hace sentir perdido.

Reconocer es estar conectado con las sensaciones del cuerpo ante diversas circunstancias, poner nuestra atención en nosotros y restituir esa capacidad poco a poco. Es un ejercicio de todos los días, una disciplina como cuando uno aprende otro idioma. Escucha tu cuerpo, siempre nos habla y es una forma de sabiduría innata con la que podemos contar para todo en la vida.

Respetar

Es importante reconocer lo que sentimos o necesitamos, lo que queremos o no queremos, pero no basta con reconocerlo si no lo respetamos. Hace falta aprender a respetar lo que sentimos, nuestras visiones y necesidades. La persona que no sabe poner límites suele pasar sobre sí misma todo el tiempo y hay un fuerte hábito de falta de respeto por uno mismo.

Respetar nuestro cuerpo, nuestros límites en distintos ámbitos, como la familia, la pareja, etcétera, respetarnos en lo que nos hace bien, es una práctica maravillosa de autoestima. ¿Te has sentido respetado? La sanadora experiencia de ser respetado por otros es una experiencia que te deja un mensaje de valoración, bienestar y seguridad al contrario de no sentirte respetado por alguien. Eso baja tu autoestima y te pone ante el enojo o el miedo y la desvalorización.

¿Te sentiste respetado por tus padres? ¿Tu familia respetaba las necesidades, las visiones, las diferencias de cada uno? ¿Creciste en un ambiente de respeto o de falta de respeto? Practicamos lo que vivimos en nuestro núcleo familiar y solemos reproducir las formas con las que crecimos sin cuestionarnos y las hacemos nuestras sin darnos cuenta de que no es sano.

¿Cómo sueles faltarte al respeto hoy? Cuando comes de más, cuando te tragas lo que sientes, cuando permites cosas que no quieres, cuando te obligas a hacer algo que ya no te hace bien, cuando no pides lo que necesitas, cuando te exiges y cargas muchas cosas y personas sin derecho a cuestionarlo.

Respetarnos es no pasar nuestro límite. Es no atropellarnos, reconozco lo que es bueno para mí y lo respeto porque no hay que acostumbrarnos a pasar encima de nosotros. Aguantarnos y permitir es una práctica de falta de respeto que consume tu autoestima y mata tu seguridad.

Hay que reconocer cuáles son las formas ya muy autoimpuestas y comunes de falta de respeto hacia nosotros y ponernos límites. Entiendo que el verdadero comienzo de una vida con buenos límites es respetar los propios y dejar de ignorar lo que necesitas. Recibimos el amor que creemos merecer. Si tú no te respetas, eso es lo que vas a generar en tus relaciones. Tú eres la medida de cómo te tratan. ¿Sientes que las personas no te respetan?, comienza por respetarte y eso sin duda cambiará porque nadie soporta lo que siente que no merece porque no lo vive de ninguna forma y menos propiciado por ti mismo.

Respetarte es una forma de darte dignidad, es algo mucho más importante de lo que crees. La próxima vez que observes que te estás faltando al respeto al comer de más, al quedarte callado y soportar, al permitir o cargar con muchas cosas, observa cómo se siente pasar por ti mismo, date cuenta de qué sientes cuando lo haces y quizá te des cuenta de que te deja un sentimiento negativo contra ti mismo. No solemos conectar lo incómodo y doloroso que es permitir y faltarnos al respeto.

No se trata de darte cuenta cuando te estás faltando al respeto para enojarte contigo por lo que haces, es un hecho, lo haces, y aprendiste a hacerlo, quizá desde hace mucho tiempo, quizá nunca te has respetado o lo has hecho muy poco, pero hoy lo puedes cambiar y no será si te enojas, te criticas y te tiras al piso. Sólo se trata de observar el viejo hábito de falta de respeto y entender que estás en la posibilidad de transitar un camino de dignidad por ti y tus necesidades.

Hay que elegir una renuncia contundente a esos hábitos masoquistas y de maltrato: soportar, permitir, aguantar, callar, ceder, cargar, ignorar, ya no son las palabras que deben acompañar tus acciones, todas ellas forman la expresión falta de respeto. Los límites contigo mismo son esa forma de autoridad interna que te cuida y te defiende de ti y de tus viejas formas de ser y actuar contigo, eso es energía masculina interior, eso es contar con un padre interno que no permite ningún tipo de maltrato y falta de respeto.

Respaldar

Respaldar tu necesitad tiene que ver con la capacidad de comunicarlo y darle valor. Todo lo que sientes o piensas y no comunicas queda sin ningún respaldo de ti. No sabemos comunicar lo que sentimos, pensamos o necesitamos porque nos da miedo o nos avergüenza lo que traemos dentro. Pensamos que eso puede generar un conflicto, que no es tan importante, que te van a dejar de querer o se van a molestar contigo por tener una visión diferente. Es como la visión de un niño anulado que no tiene espacio en la vida.

Tenemos que ser adultos respaldándonos. Cuando vivimos la vida como niños heridos no sentimos la fuerza de un adulto para defender nuestro punto y ponerlo en la realidad. Nos sentimos culpables por decir que no o por querer algo distinto de lo que pensamos que se espera de nosotros y nos quedamos callados.

Por ejemplo, es tu cumpleaños, tú y tu pareja han pensado hacer un viaje de fin de semana. La mamá de tu pareja ha estado enferma y de pronto se siente bien y tu pareja te pide que la lleven al viaje para levantarle el ánimo. Tú no te llevas mal con su mamá, pero sabes que es una persona que se la pasa hablando de ella, de sus males y sus dolencias. Sabes que el viaje que planeabas no tiene nada que ver con lo que será si va su mamá. Amas a tu pareja y valoras mucho su relación, pero no estás dispuesta a celebrar así tu cumpleaños. Imagina que por no lastimar sus sentimientos le dices que está bien que lleve a su mamá, y pasas el fin de semana que no quieres. Esa falta de límites puede generar la semilla de un enojo que después va a explotar con cualquier pretexto. No saber decir no es la mejor forma de lastimar la relación.

Quizá sientas culpa porque es un buen hombre y valoras mucho su buena intención, pero comunicarle claramente lo que esperas es una forma de respeto y respaldo de lo que tú también deseas, y eso también es importante.

¿Cuántas relaciones has terminado por tu falta de límites? Cuando no respaldamos lo que sentimos, la factura la paga la relación mermando el amor y el respeto. Eso crea dinámicas de aguante que terminan lastimando la relación. Los límites claros son una forma de amor y mantienen la relación limpia.

El tema es que hay que saber respaldar lo que queremos y necesitamos con una comunicación clara y adulta. Es una comunicación que debe ser respaldada, expresada con claridad y responsabilidad. Si ponemos límites como un berrinche, por culpa, con miedo, desde la víctima, etcétera, estaremos comunicándonos desde nuestra parte infantil que no tendrá los efectos deseados. Lo que vamos a llamar en el otro si lo hacemos de manera infantil será un papá educando a la niña u otro niño emberrinchado.

Quizá te estés preguntando cómo se hace eso. Te pondré un ejemplo en relación con el viaje con tu pareja del caso anterior. Imagínate que te molesta que tu pareja piense en invitar a su mamá al viaje, y no es que esté mal que te moleste, lo que no estaría bien es decírselo sin que digieras primero ese enojo. Entonces, desde las vísceras le dices: "Cómo se nota que lo más importante para ti es tu mamá". Ésa ya no es una comunicación asertiva, seguro generará un conflicto y lo puede lastimar. Un adulto se da cuenta de su enojo y se hace responsable de él, lo acepta, respira, desahoga solo su berrinche aceptando su molestia. Después de descargar su enojo es capaz de ver con claridad la forma de comunicar lo que quiere respetuosamente y le dice: "Sé que estas preocupado por tu mamá y quisieras que esté bien, y eso me parece muy bueno. Te propongo que pensemos en un viaje con ella más adelante y que hagamos este viaje solos como lo teníamos planeado, me hace mucha ilusión y la dinámica con tu mamá cambiaría todo".

No es una garantía que, si lo expresas con adultez y claridad, el otro o la otra no se va a molestar, pero pones en otro nivel la discusión cuando lejos de comunicar haces un berrinche o un comentario negativo y entonces eso se convierte en la discusión que arruina el viaje.

Respaldar con madurez lo que quieres, es comunicar responsabilizándote de lo que estás sintiendo, no se trata de aventar balas de nuestras frustraciones y berrinches. La comunicación adulta puede incluir emociones, te sientes molesta o frustrada, pero desde una posición de conciencia y responsabilidad de lo que estás sintiendo. Cada quién es responsable de lo que siente y eso lo debe dejar claro en la comunicación.

Cuando reconoces lo que sientes y lo respetas, estás list@ para respaldarlo, porque ya llevaste a cabo un proceso de reconocimiento y validación de lo que pasa en ti. Es por eso que hay que trabajar para darnos un tiempo para procesar las cosas, para descargar emocionalmente lo que es nuestro, y cuando estemos comunicando y respaldando estemos más clar@s de lo que sentimos, queremos y necesitamos de la situación.

La mayoría de las veces aprendemos que comunicar sólo genera conflicto, y como a ti no te gustan los conflictos mejor te quedas callado; eso también cobra factura no sólo a la relación sino a tu amor propio. No olvides que todo lo que permites y te tragas consume tu autoestima y te pone en guerra contigo, además tu peso aumenta, porque es otra forma de cargar o de defenderte que tu cuerpo materializa en grasa corporal.

Todo lo que sentimos es válido si somos capaces de escucharlo, aceptarlo y descargarlo en un tiempo y espacio con nosotros para después comunicarlo a los otros ya procesado y dimensionado mejor. Estamos acostumbrados a comunicarlo desde las vísceras sin tiempo de procesamiento, y eso sale fatal, pues decimos cosas que pueden lastimar profundamente a la persona que amamos. Las palabras pueden ser puñales que se quedan clavados para siempre, hay que hacernos responsables de nuestra lengua y pedir un tiempo fuera para pensar lo que está pasando y poderte sacar el chamuco primero antes de sacarlo con la persona que amas.

Eso es para mí respaldarte, darte contención en tus infiernos y hacerte responsable de lo que sientes sin terminar mandándole un balazo al otro, o tragándote completito el infierno. Ni lo uno ni lo otro es sano, si nos hiciéramos responsables de nosotros, las relaciones durarían más, lastimaríamos menos, dejaríamos de proyectar nuestros *issues* y sería una comunicación más adulta y consciente.

Hay batallas que no se pelean, entiendo que no todo el tiempo vas a poner límites ni por todo, hay que pensar cuándo sí y cuándo no, porque también está el otro extremo, en el que quieres pelear todas las batallas. Hay luchas que no se pelean y hay otras que se pelean con sangre, porque está en juego tu dignidad, tu bienestar, tu amor propio, el respeto que le tienes al otro y eso no se deja pasar nunca.

Respáldate cuando:

1) Necesitas ser tu prioridad.
2) Necesitas decir lo que sientes o requieres.
3) No quieres hacer algo sin necesidad de justificar.
4) Quieres cambiar de opinión frente a algo que era así pero ya no te gusta.
5) Expresas lo que piensas y sientes.
6) Necesitas que los demás te aclaren una duda o comportamiento.
7) No tienes claro lo que sientes o necesitas.
8) No puedes solo y necesitas ayuda.
9) Necesitas reconocimiento.
10) No quieras cargar con la responsabilidad de algo o alguien.

Cuando esto y más cosas pasan en tu sentir, si te respaldas y te validas podrás poner buenos límites con merecimiento.

Renunciar

Renunciar es la última de las 4R de los límites sanos y considero que es la más importante. Con renunciar me refiero a una posición de abuso que estamos acostumbrados a generar con nosotros mismos. El abuso de lo que somos, sentimos, de nuestro cuerpo, de lo que permitimos, es un tema esencial del sobrepeso. Nunca podremos protegernos y respaldarnos si de manera inconsciente queremos seguir siendo las víctimas.

El abuso es una palabra clave cuando hablamos de sobrepeso, desde el abuso físico y emocional, hasta el abuso sexual, es una constante en la realidad de una vida con sobrepeso. Si fuiste víctima de abusos múltiples de cualquier tipo, probablemente se quede en ti una forma inconsciente de abuso sistémico de diferentes maneras.

Cuando vivimos abuso y no lo hemos reparado y sanado se queda un rompimiento de nuestra capacidad de protección. Por eso de pronto las personas que fueron abusadas sexualmente han vivido otra serie de abusos sistemáticos de distintas personas, porque se ha producido un rompimiento en su capacidad de protección ante el abuso.

La lógica nos diría que tendría que ser todo lo contrario, pero no es así, la persona que vivió un tipo de abuso se convierte en un imán de abusos de todo tipo, porque no cuenta con su capacidad de autoprotección completa, se rompió al ser agredida en una etapa muy temprana y queda como en un lado invisible de sí misma debido a la transgresión de su límite. Es como si nos rompieran una ventana de la casa y no te dieras cuenta de que está rota y cada rato se metieran a tu casa a robar porque es un punto ciego para ti debido a que no has reparado esta memoria de abuso. Cuando trabajas con el abuso llevas tu conciencia a la ventana rota y validas lo que pasó dándote la oportunidad de reparar esa ventana interior para que esto no vuelva a pasar contigo ni con nadie más.

Recuerdo una paciente que vivió abusos sexuales toda su infancia, por su padre, su padrastro y en distintas épocas de su vida. Era como si no pudiera parar de atraer hombres que la veían como un objeto sexual y la trataban de abusar, incluso parejas que terminaban obligándola a tener sexo y abusando de ella. Esto generó un autoconcepto en ella donde se sentía una basura y se trataba como tal sin parar. Los abusos pararon el día que ella se puso a validar el dolor de lo vivido, a sanar a esa niña que necesitó protección y no se la dieron. Esto la llevó a reparar esa "ventana interior" que se rompió desde muy pequeña y que no sabía que estaba rota.

Muchas personas con sobrepeso fueron niños abusados de alguna manera y sólo encontraron la manera de protegerse a través de su sobrepeso. Es una forma hasta amorosa que tiene el cuerpo para encontrar seguridad y cubrir esa ventana transgredida para que nadie vuelva a pasar por ella. Gracias a esa grasa el cuerpo ha podido sentirse seguro en un entorno que sintió y vivió hostil desde pequeño.

El abuso de todo tipo, pero sobre todo el abuso sexual a niños, es la forma de rompimiento más dolorosa de la integridad personal. Es un trauma que rompe tu dignidad y tu autoconcepto, te coloca en una dinámica inconsciente de abuso sistémico, vergüenza y rechazo hacia ti.

El abuso debe trabajarse terapéuticamente, hacer un trabajo comprometido con esa memoria de abuso para liberar la energía que se quedó atrapada en ese trauma y descargar la vergüenza y el dolor negado. Darle protección a la niña o niño abusados no está fuera de tiempo, esta parte abusada está intacta porque tiene una herida sin sanar, es un proceso que debe trabajarse con respeto, paciencia, amor y autoprotección.

Muchas veces el cuerpo bloqueado por el abuso no va a soltar sus defensas y flexibilizarse para bajar de peso. Es como si el cuerpo controlara su seguridad a través de ser grande y corpulento. No podremos nunca bajar de peso sin la ayuda del cuerpo, pero éste debe sentirse confiado de perder sus defensas sin ponerse en riesgo. El cuerpo está vivo y tiene miedo y dolor, hay que enseñarnos que el peligro ya pasó, que tú te cuidas, que liberas tu dolor, escuchas tus necesidades, sabes poner límites y no vas a permitirte o a permitir a nadie abuso. En cuanto a lo que pudiste sufrir de niño, es bueno saber lo siguiente.

Ejemplos de abuso físico

- Obligar a trabajar a un niño.
- Golpearte.
- Hacer que de niño limpies la casa y laves la ropa.
- Ponerte a hacer tareas sin descanso.
- No permitirte jugar.

Ejemplos de abuso emocional

- Hablar mal de alguno de los padres.
- Contarte cosas que no estás listo para digerir.
- Discusiones de los padres frente a ti.
- Ignorarte y ser negligente con tus necesidades.
- Que un padre se victimice contigo cuando eres niño.
- Dejarte solo de niño.
- Compararte y ridiculizarte frente a otros.

Ejemplos de abuso sexual
- Que un padre se masturbe frente a ti.
- Que una persona te pida que toques sus órganos sexuales.
- Que toquen tus órganos sexuales.
- Ver pornografía contigo.
- Tener sexo frente a ti.
- Frotar sus órganos sexuales contigo.
- Sexo oral de niño.

Sé que al leer esta parte de los límites puedes estar tocando cosas importantes. Te invito a que observes cómo te sientes al leer este apartado para que puedas pedir ayuda y trabajar a profundidad el abuso, cualquiera que éste sea, mucho más si se trata de un abuso sexual. Esto es algo que mereces y puedes liberar y sanar. No tengas miedo, siempre hay un camino de liberación de esto.

Como verás, poner límites es un aspecto fundamental del proceso y debes aprender a integrarlo en cada oportunidad, pues si no lo haces estás exponiéndote una y otra vez a abusos por parte de ti y de otros, ya que no le ayudamos al cuerpo a sentirse a salvo para soltar sus defensas. Los límites son la protección que nos faltó de los padres. Es darte eso que tanto te hubiera gustado recibir de tus padres, una protección a prueba de todo, que te permitiera crecer sintiéndote a salvo.

Integrando la energía masculina

1) ¿Qué áreas de tu vida requieren límites?
   Ejemplo: físico, sexual, trabajo, pareja, dinero, familia, amigos, estudios, etcétera.

2) ¿Qué disciplinas te permitirían avanzar?

Ejemplo: orden, levantarme temprano, leer, meditar, estructurar mi trabajo, organizar mis tiempos, etcétera.

3) ¿En qué forma abuso de mí?

Ejemplo: exigiéndome, trabajando mucho, rechazándome, rescatando a otros, negando mis necesidades, etcétera.

4) ¿Qué necesitas reconocer, respetar y respaldar de ti?

Ejemplo: necesidades, situaciones que ya no quieres cargar, con quién quieres estar, con quién no, etcétera.

5) ¿Cuáles son los apoyos internos con los que cuentas?

Ejemplo: personas, recursos internos como responsabilidad, trabajo, constancia, poner las áreas de tu vida donde te sientes más fuerte.

En las preguntas de la integración de lo femenino o reparación de la herida de rechazo hacemos contacto con las verdades de tu yo interno, nutrición, empatía, contacto afectivo, aceptación de lo que sientes y necesitas. Vínculo contigo, aceptación y contacto hacia dentro, es un estado de atención a lo que sientes y necesitas, es como la madre nutridora interior.

Cuando logramos conectar con nuestro interior, con nuestros vacíos, con nuestras necesidades afectivas, con lo que somos en este mundo interno tan poco explorado y tan complejo, estamos expresando nuestra energía femenina. Nos estamos mirando y atendiendo, nos estamos amando. Saber estar presente contigo y con lo que está pasando en tu yo interno, es la forma de reparar el vínculo que te mantiene desconectado de ti y con esto incapacitado para conocerte, sanarte y acompañarte a llenar tus verdaderas necesidades.

Es una energía más interna, profunda, del alma que va hacia las raíces de tu sentir y tu pensar. La energía femenina te conecta muy de fondo con quien eres y te da una sensación de estar presente en ti habitado de fondo. Acompañado de ti, que es la mejor forma de sentirte en paz. No dependes de nadie, eres un apoyo y una compañía poderosa de ti mismo.

En el caso de la conexión con la energía masculina o la integración del abandono a ti mismo, es una energía que te invita a protegerte, a poner límites, a la acción, a la practicidad, a la relación con los otros, a la disciplina. Como un ejemplo pondría a la psicoterapia como una herramienta para integrar energía femenina porque te ayuda a ir al fondo de ti, conectar con tu vulnerabilidad, tus emociones, liberar dolor, etcétera, y el *coaching* o el psicoanálisis puro como una herramienta para integrar la energía masculina porque te invita más a interpretar, entender y a pasar a la acción en el caso del *coaching*, plantearte preguntas, hacer estrategias, tener metas y disciplinas, eso es muy masculino.

Detrás de una herida siempre hay dolor que sanar de fondo, pero por otro lado también hay un trabajo que hacer en la forma. Cuando trabajamos conscientemente por integrar la energía femenina y masculina estamos haciendo un trabajo de sanación de la herida de rechazo y abandono porque eso es convertirte en tu MA-PA, ser la madre y el padre que tanto necesitaste, hoy contigo en tu vida cotidiana también es una poderosa forma de sanación.

Ser tu MA-PA es contar contigo para expresar en las distintas áreas de tu vida tu capacidad de verte, escucharte, cuidarte, amarte, estructurarte, confiar en tu fuerza, llevarte a cumplir metas, eso es tener un buen MA-PA interno, la reparación de tus polos energéticos que permiten convertirte en una totalidad contigo. La reconciliación con tu polo masculino y femenino representado por tus padres hoy integrados en quién eres y cómo te expresas en la vida.

Las heridas de rechazo y abandono son rompimientos del alma de generaciones atrás que por diversas circunstancias han tenido que cortar con esa energía por sobrevivencia. Observa cómo se vive esto en tu sistema familiar, observa si existe la energía femenina y masculina y cómo se expresa en tu sistema familiar.

Este capítulo es una parte muy importante en el proceso de trabajo con tu sobrepeso, conocer las heridas de rechazo y abandono y reparar esa energía contigo es vital. Hacerte un buen MA-PA de ti mismo es un ejercicio de conciencia cotidiana y de poner en práctica todos los días esto que has aprendido en este capítulo con lo femenino y lo masculino internos. El padre y la madre eternos en tu interior.

CAPÍTULO

4

Hambre afectiva

Sentarme a comer era el momento más feliz de mi día,
sentía que debía atiborrarme de comida, comía hasta no poder más,
callaba y cargaba tantas cosas, y sentía que esa era mi recompensa.

En el capítulo anterior hablamos de las energías femenina y masculina, y de que tanto hombres como mujeres tenemos ambas, pero sin duda la energía femenina predomina en nosotras las mujeres, sólo si la desarrollamos. Empatizar, nutrir, enseñar, unir, reconciliar, conectar, sentir, intuir, son cualidades que son naturales en la mujer conectada con su rol femenino.

En un mundo como el nuestro con tantas necesidades económicas creadas, movimiento, competitividad, etcétera, las mujeres salimos a trabajar y hemos aprendido que necesitamos ser independientes económicamente, ya que el que paga manda, y no queremos repetir historias de sometimiento como quizá les sucedió a algunas de nuestras madres.

Hoy elegir la profesión de mamá está en peligro de extinción. Estar presente en la vida de tus hijos es casi misión imposible y vivir las funciones de lo femenino de una madre conectada, nutricia, amorosa, cariñosa y contenedora cada vez es menos posible para las mujeres que deben trabajar y responder a una demanda laboral que les exige igual que a todos sin importar si tienen o no hijos en la mayoría de los casos.

Las madres están quedándose muy poco tiempo con sus hijos recién nacidos por la necesidad de ir a trabajar, a los tres meses ya están en una guardería y no se termina de reforzar el vínculo madre e hijo que permite que fluya el vínculo afectivo. Una madre ausente no puede terminar de construir el hilo de contacto y el niño siente una ausencia que será muy determinante toda su vida. He de aclarar que tampoco es una garantía que estando mamá a un lado se pueda nutrir el vínculo, cuando las mamás o los papás, no están conectados con su energía femenina, no tienen la capacidad de vínculo tan fuerte, no se sienten del todo conectados con su paternidad.

Hoy muchos niños están vinculados y conectados, pero a internet, a los videojuegos, las iPad, los teléfonos, etcétera. Estudios recientes nos hablan del vacío afectivo que deja estar tanto tiempo en exposición a una computadora o a cualquier dispositivo. Falta amor y la única forma de hacerlo presente es conectar con nuestra propia energía femenina, la energía del amor. Me refiero a hombres y mujeres, no sólo a mujeres. Estamos en una época en que todos debemos conectar con nuestro cuerpo, nuestra sabiduría y nuestra humanidad.

Nos hemos convertido en personas sin espacio para el amor, para educar y amar a nuestros hijos. Recuerdo que una querida paciente me platicaba acerca de su conflicto de sentir que si se quedaba en su casa a educar a sus hijos no estaba haciendo nada de provecho. Y esa idea no le permitía disfrutar a sus hijos, aunque ella en verdad lo deseaba y lo disfrutaba. Un día me platicó que recordaba una etapa de su vida laboral en la que era CEO de una empresa y estaba en una junta con puros *top* de empresas muy importantes y que pensó en aquella ocasión: "Esto es lo más exigente que voy a vivir en relación con mis habilidades". Pero ahora que se mira frente a sus tres hijos intentando ser asertiva, paciente y educándolos con valores entiende que esa junta no se compara con las habilidades que tiene que poner en juego hoy frente a sus hijos para educarlos y darles herramientas de vida.

Hay muchas mujeres y hombres con vocación de padres que estarían deseando estar en su casa educando y cuidando a sus hijos, pero las necesidades económicas, lo poco valorado del rol, pues el concepto de ser ama de casa es no ser "tan importante" —sólo cuido a mis hijos o sólo soy ama de casa—, es sentirlo como cosa menor, cuando lo cierto es que es una labor súper importante.

Aprendimos que hombres y mujeres deberíamos de trabajar y ser exitosos porque ser madre no era algo digno de admiración y respeto. En una época tan patriarcal entendimos que el éxito sólo está en lo económico y en el poder. Criar hijos felices, sanos y amados es el mayor de los éxitos cuando es acorde a tu vocación. Si eres feliz jugando ese rol eso es lo que debes hacer, seas hombre o mujer.

Respetemos enormemente la profesión de paternidad y maternidad, ojalá hubiera más hombres y mujeres que quisieran ejercerla. Que entendieran y dieran espacio a la educación de sus hijos y que fuera una sociedad de paternidad consciente, donde tanto hombres como mujeres ejerciéramos una presencia amorosa, educadora e hiciéramos equipo para vivir ambos la experiencia de un crecimiento personal en el ámbito laboral y hacer equipo para estar presentes ambos en la vida de los hijos.

Si recae en una sola persona la educación y el cuidado de los hijos difícilmente quedará tiempo para otra cosa. Si hacemos sociedades de paternidad, socios 50-50 para estar presentes, proveer y cuidar el enorme proyecto que implica educar niños felices, con valores, límites sanos y amor, la vida para todos será más feliz.

Tengo muchos años trabajando con grupos de sanación de las heridas de la infancia y observo con claridad que el gran dolor de todo niño son el padre y la madre no disponibles para el contacto, pues no juegan, no abrazan, no tienen tiempo, están, pero sin estar.

La ausencia crónica es el gran dolor de un niño. Si pudiéramos equilibrar un poco y darles tiempo para jugar, eso haría la gran diferencia entre niños solos y niños con memorias de contacto divertido y afectuoso con sus padres.

Un niño no siente tu presencia si le provees lo que necesita, escuela, casa y comida. Lo que va a recordar toda su vida es cuando cocinaban las galletas, cuando lo enseñaste a andar en bici, cuando lo llevabas al parque y jugaban, cuando reían como cómplices, cuando le contabas cuentos y dejabas volar su imaginación. Ese tiempo de memorias es lo que guarda un niño como su tesoro de vida de contacto con papá y mamá.

El amor, el contacto con los hijos, la energía femenina educadora es un asunto de dos, es una invitación para dos, no sólo para las mujeres, aunque, repito, nos es más natural en teoría, pero un hombre lo puede hacer espectacular si lo quiere. Es como las mujeres empresarias o muy "chingonas" en algo, son mujeres generalmente más masculinas, que han desarrollado una energía que no les era tan propia pero que al final la tienen dentro y les permite triunfar en un ámbito masculino. Así los hombres. El caso es que hay un déficit de presencia femenina en hombres y mujeres y esto afecta la forma en que nutrimos a nuestros niños en todos los sentidos.

Anteriormente las madres estaban al cuidado de los hijos y los padres eran los proveedores, y en muchas familias esto sigue siendo así. Las mamás "sopita de fideo", como menciono en mi libro *Hambre de hombre*, eran mujeres —o son— que renunciaban a todo por ser buenas amas de casa y madres, muy dependientes en muchos sentidos, con un fuerte sentido de autorrealización respecto a sus hijos; mujeres víctimas que cargaban a sus hijos con sus expectativas, que no tenían otra meta en la vida más que la maternidad.

Es este tipo de mujer tan parodiado por los comediantes y en las telenovelas. Ser mamás era lo que les tocaba por ser mujeres y no había muchas opciones, lo cual ponía a los hijos ante una factura impagable de una madre que se había sacrificado por ellos.

Recuerdo una querida paciente hace muchos años que había sido ama de casa toda su vida y un buen día su esposo le pidió el divorcio porque ya tenía otra mujer más joven. Ella no tenía un peso, se había dedicado a criar a sus hijos y jamás tuvo alguna propiedad o ahorros. Qué vulnerables están estas mujeres que son tan dependientes económicamente.

También recuerdo otra paciente que renunció a su negocio, aunque era su pasión, por quedarse a educar a sus hijos, tenía todo el potencial para ser una figura destacada en su campo y amaba su profesión, pero no pudo con su propio juicio de dejar a sus hijos sin los cuidados de una madre presente. Sus hijos crecieron y está muy enojada con ellos porque no son lo que esperaba ni corresponden al sacrificio de su renuncia.

"Si yo renuncié a todo por ser tu madre y me sacrifico en una vida que no me llena, tú debes de ser lo que yo espero, me lo debes por tanto sacrificio", es una voz silenciosa, que no habla en voz alta y que muchas veces no logran escuchar las mujeres, pero no es sano que las mujeres entendamos así la maternidad, por eso criamos hijos no libres ni sanos.

LA OBESIDAD Y EL AFECTO

Lo femenino, el afecto y el sobrepeso son caminos que se encuentran. ¿Te has preguntado por qué somos el segundo país más obeso del mundo? Sin duda el sobrepeso tiene que ver con factores económicos, sociales, costumbres, etcétera. Pero quiero que pensemos en el origen emocional del sobrepeso como cultura. Creo que eso es un tema de fondo y me gustaría que tratemos de entenderlo. En primer lugar, pienso en la relación de la comida y el afecto como cultura. Los mexicanos nos acariciamos, nos reconfortamos, nos comunicamos, nos decimos que nos queremos, nos apapachamos, nos reconciliamos, nos curamos los duelos, nos sentimos parte, nos ponemos felices y nos curamos a través de la comida.

Todas las acciones descritas con anterioridad son posiciones femeninas de contacto, apapacho, afecto, ternura, unidad. ¿Por qué relacionamos de esa manera la comida? Piensa, en tu familia ¿qué función cumple la comida?, siempre es un medio de contacto y conexión con el mundo del afecto y los vínculos.

Los mexicanos nos reunimos para comer, no decimos comúnmente: "Nos vemos el domingo para ir a caminar, jugar en el parque, ir a un museo"; 98% se reúne para comer. Es como un canal de contacto que nos acerca. La pregunta es: ¿Nos afecta vivir la comida como medio de vinculación? Pienso que no sabemos vincularnos, conectarnos y fraternizar si no hay bebida y comida de por medio.

Los mexicanos somos una cultura muy matriarcal, de naturaleza emocional, creativa, cálida, impulsiva, poco ordenada, hedonista. Somos más hemisferio derecho. Creo que el problema es que somos poco adultos y poco responsables generando nuestros afectos y hemos encontrado a través de la comida una forma de cubrir afectos, expresar cariño, reunirnos, sentirnos felices, coincidir y todas estas realidades de contacto y cercanía.

Recordamos a la abuela, a la madre por ese mole verde que cocinaba, por esa forma de decirnos te quiero a través de la sopita de fideo, etcétera. ¿Qué cocinaba tu madre o tu abuela? Cocinar es una actividad muy femenina, es unir, nutrir, crear. La comida es una forma de afecto. Cuando queremos sentirnos bien comemos, hay una relación química entre un abrazo y un pastel de chocolate. El azúcar promueve la liberación de dopamina, un químico en el cerebro estrechamente ligado al placer. Es por eso que cuando necesitamos sentirnos bien se nos antoja comer.

En la casa, en el trabajo, en cualquier ámbito puede haber conflictos, críticas, chismes, etcétera, pero todo se olvida si es la hora de comer. Todos somos amigos alrededor de unos tacos de carnitas, chicharrón y salsa verde. Unas cervecitas y somos más que hermanos y nadie se acuerda de que hay enojos y conflictos. La hora de la comida era, y creo que cada vez menos, un espacio para encontrarnos, estar juntos, compartir.

La comida es afecto, alegría, familia, unión, placer, contacto, fiesta, celebración. No es comida nada más, no es combustible para el cuerpo, es mucho más que eso, es la manera en que comunicamos nuestros afectos y nos ponemos bien.

Siendo una cultura tan cálida, tan de temperamento niño, los mexicanos somos una cultura de mucho niño y poco adulto, mucho de lo que somos son cualidades del niño más que del adulto. Somos una cultura infantilizada. Nuestra necesidad de padre y madre es muy grande y cubrimos mucho de ese temperamento niño a través de la comida. Nos cuesta respetar las reglas, ser puntuales, disciplinados, tener orden y estructura, etcétera. En general nos vendría bien en muchos ámbitos la energía masculina. Somos los típicos que nos endeudamos y luego vemos, viajamos, gastamos y ya Dios proveerá, comemos y nos atascamos, y ya después haremos ejercicio. Somos amantes del placer inmediato. En épocas como la Navidad podemos subir hasta nueve kilos por comer sin límites y circulamos una serie de memes para reírnos de nuestra conducta de abuso con la comida.

Nuestra parte infantilizada no integra la energía adulta y masculina. Hay desorden, leyes que no se respetan, corrupción, presidentes abusivos, falta de sentido de comunidad, mucha violencia. Todo eso que vivimos tiene que ver con nuestra cultura de conflicto con la autoridad, el orden y la adultez de los mexicanos.

Somos una cultura masoquista de aguantadores de gobernantes abusivos, nos quejamos, hacemos memes criticando, pero nadie está dispuesto a hacer un cambio real y unirse para poner límites. Nadie quiere perder sus pequeñas comodidades, nos reprimimos y guardamos silencio y nos tragamos nuestro malestar con toda la rica variedad de maravillosa comida mexicana.

Tenemos heridas en lo colectivo, por un lado, con la energía femenina, una madre víctima, poco capaz de amarse, poner límites y cuidarse, una madre que sólo ve hacia afuera y no sabe mirarse y amarse a sí misma, que muestra su amor a través de la comida, y por otro lado un conflicto con la energía masculina del padre y la autoridad como grandes ausentes, padres poco presentes, sin autoridad, poco afectuosos y gobernantes abusivos que son el modelo del padre poco confiable y abusivo que traemos en el inconsciente colectivo los mexicanos. Por eso no respetamos a los presidentes, las leyes, las reglas, la autoridad no existe. Eso es ausencia masculina.

Hay partes de nosotros que les cuesta trabajo el tema de la energía masculina y no saben respetar sus propios límites a la hora de elegir qué sí comer y cuánto sí comer. Son partes de nosotros acostumbradas a no respetar la autoridad o tener conflictos con ella. Y hay otras partes internas que a través de la comida encuentran más a la madre, el afecto, el apapacho, el reconocimiento. Hay que profundizar en los aprendizajes colectivos en relación con la comida porque todo nos impacta y por eso tenemos que aprender a elegir.

Tenía un querido paciente que había engordado 20 kilos en el último año y que justo coincidía con su ascenso laboral. Él no entendía por qué, si era lo que siempre había deseado, y trabajó mucho para ese ascenso. Al analizar observamos, por un lado, que él es un hombre con una naturaleza muy emocional y cálida pero que en su trabajo, y más ahora, todo lo que tenía que hacer implicaba estrategias, presupuestos, responsabilidades, mucho estrés, mucha energía masculina. Las personas más masculinas son muy racionales, ordenadas, rígidas la mayoría y muy eficaces. Por otro lado, su esposa, que podría hacer un buen equilibrio en su energía femenina, era el modelo de mujer súper ordenada, rígida, poco afectuosa y súper eficaz. Ella lo ponía a dieta, le hacía los menús y era súper estricta en su propio cuidado y alimentación. Cuando él intentaba seguir los menús sólo sentía odio y frustración pues además de todo lo que tenía que resolver en su trabajo, debía estar a dieta. Él tenía que trabajar con su energía femenina, pues ponerse a dieta era un castigo inmenso que lo ponía en guerra consigo mismo.

Comer era el bálsamo que le permitía aguantar la presión con la que vivía, de otra manera tal vez se hubiera enfermado o saboteado su trabajo. Recuerdo al exsecretario de Hacienda, Agustín Carstens, un hombre con mucho sobrepeso que seguramente tenía una vida con muy poco espacio para nutrirse bien en todos los sentidos. Gracias a esa comida hay un soporte y un apoyo de muchas responsabilidades y dinámicas que reprimen partes de nosotros, a veces partes muy sensibles y vulnerables que no sabemos darles espacio en nuestra vida.

Nuestro trabajo se llama MA-PA, e implica reconciliar la energía del padre sano y la madre sana en nuestro interior. No mucha madre alcahueta y complaciente y poco padre presente. Somos un pueblo victimizado y abandonado por sí mismo. Pensamos como niños que un día llegará un papá gobierno a rescatarnos, un Peje, un PRI o un PAN o cualquiera a sacarnos de lo que vivimos y no entendemos que así piensan los niños y que no podemos seguir sintiéndonos niños, necesitamos hacernos adultos urgentemente.

Un adulto primero es responsable de lo que permite y de lo que genera en su vida, es consciente de sus capacidades para resolver. Un adulto impacta su vida y entiende que es un protagonista de ella. Tiene conciencia colectiva, respeta y quiere a su prójimo. Hace algo por apoyar a los demás. Es sensible y permite que sus emociones se expresen, no sólo tiene una buena capacidad intelectual, tiene sobre todo una buena capacidad emocional que lo hace humano y empático consigo y con los demás, si no tuviera esa conciencia emocional no sería adulto, sería un rígido cumple reglas que no es feliz.

Un adulto es una persona que ha integrado sus dos energías y hoy sabe elegir en la vida desde su capacidad masculina de orden, límites, plasmación y estructura y desde su capacidad femenina de verse, sentir, nutrirse y amarse. Para dentro y para fuera, porque si sabemos darlo al interior nos capacitamos para darlo más sanamente al exterior. Una mujer que sabe cuidarse y respetarse, por ejemplo, será una mujer que se cuidará mejor y pondrá mejores límites cuando no se sienta respetada.

Cuando nos hacemos adultos estamos listos para construir la vida que deseamos porque contamos con los dos rostros, somos MA-PA, las dos mitades de la naranja metafórica se encuentran, esas que tanto pensamos encontrar en alguien más y que tenemos que integrar dentro de nosotros.

Nuestra herida con la autoridad del padre podría ser todo un estudio sociológico basado en nuestra historia, desde la Conquista, la Independencia, la Revolución, nuestros héroes y presidentes, y todo lo que hemos vivido como pueblo. Pero ése no es tema de este libro ni mi *expertise*, sin embargo, es muy importante entender qué nos duele en lo colectivo y saber que no estamos separados, que somos un colectivo llamado mexicanos en este caso, pero cada país tiene sus códigos y sus temas con las heridas colectivas.

Si sanamos en lo colectivo y todos impactamos a los demás, seremos un ejemplo siempre de alguien.

Utilizamos la comida como un escape de una realidad hostil que no podemos cambiar, porque nos sentimos como niños abusados por una autoridad del padre al que no podemos ponerle límites porque somos niños. Un niño no puede cambiar la realidad, eso sólo lo hacen los adultos. Ese enojo que vivimos con nuestros presidentes y políticos es como si estuviéramos enojados con nuestro padre colectivo, y eso nos pone en contra de la autoridad y muchos valores masculinos.

Reflexión nutridora

1) ¿En tu familia qué significaba la comida: afecto, contacto, celebración, etcétera?
2) ¿Cómo era la autoridad en tu familia y quién la ejercía?
3) ¿Qué decía la comida que no se decían unos a otros?
4) ¿Se cubría alguna ausencia con comida?
5) ¿En qué piensas cuando recuerdas las comidas de tu infancia?

Escribe lo que descubres en relación con la comida y su relación con tu cuerpo.

Es cierto que la comida une, enlaza, conecta, hermana, pero no debería ser sólo ésa la forma de sentirlo. Si dejamos a la comida lo que no sabemos hacer o construir conscientemente, esto afectará sin duda nuestro peso porque estaremos cubriendo algo que no sabemos llenar en nuestras relaciones. En vez de decirte que me siento sola e ignorada me ceno la caja de galletas compulsivamente. Además, suele ser comida alta en calorías como el azúcar y las harinas. Cuando el hambre es afectiva no se sacia con ensalada de vegetales, sólo se *aplasta* con helado, pan, carnitas de cerdo, pastel, donas, pizza, etcétera. Lee con atención:

- Cuando es hambre afectiva no disfrutas lo que comes, lo tragas con prisa.
- Cuando es hambre afectiva comes cuando te sientes sol@.
- Cuando es hambre afectiva no eliges qué necesitas, es compulsivo e irracional lo que comes.
- Cuando es hambre afectiva el azúcar y los carbohidratos son abrazo, caricia, compañía, alegría.
- Cuando es hambre afectiva el vacío no está en el estómago, está en el alma.
- Cuando es hambre afectiva terminas sintiendo culpa e incomodidad porque te excediste y no estás satisfech@ y en paz.
- Cuando es hambre afectiva comer es el eje de tu vida, no hay momentos tan plenos como comer.

Sé consciente de la próxima vez que tengas necesidad de comer o hambre, ¿Dónde se localiza la sensación?, ¿es hambre del cuerpo o hambre del alma? Siempre que notes tu sensación empezarás a distinguir la diferencia entre una y otra. No te sientes a comer sin esa consciencia, jamás, y come sólo si tu cuerpo lo necesita.

CAPÍTULO

5

Sistema gordo *versus* sistema sano

Siempre he sido delgada y tengo un fuerte tema con el sobrepeso, en cuanto subo un poco de peso empiezo a hacer todo para bajarlo, la gordura es algo con lo que no puedo.

Las personas que tienen conflicto con su cuerpo, ya sea porque tienen sobrepeso y no se sienten en paz con su forma o porque están delgados y bien físicamente, pero siempre autoexigidos y luchando con su cuerpo, y en cuanto suben un poco, se sienten realmente mal, baja su amor propio y lo viven desde un lugar de mucho autojuicio, todos ellos al final están viviendo un desorden o un desequilibrio interno que no les permite fluir de manera sana con su cuerpo. Hay un patrón del que quiero hablar en este capítulo: la posición de aguante y de abuso que muchas personas tienen.

A veces el aguante y el abuso es por parte de otras personas, por ejemplo los padres, los jefes, la pareja, etcétera, o a veces es por parte de sí mismas al controlarse, criticarse y sentirse malas personas cuando se equivocan o hacen algo fuera de lo esperado. Por ejemplo, mantener un físico increíble requiere de una gran disciplina, y eso está bien, pero si esa disciplina va acompañada de crítica, rigidez y dureza, y hasta odio a la gordura, y cuando hay un mínimo de grasa en el cuerpo disminuye la autoestima, eso no es sano, por muy *fitness* que estés vas a ser un esclavo de eso. Es común que en la familia de personas muy controladas con el peso de pronto alguno de los integrantes tenga sobrepeso y refleje algo que para toda la familia es un rechazo, la gordura.

El sistema gordo es un estado de conflicto con la gordura, no importa si estás muy delgado y con un cuerpo atlético. Si tienes gordofobia, tienes un problema interno con tu cuerpo y tus emociones, el sistema gordo del que hablo es una posición donde ser delgado te da dignidad y valor, estar físicamente atlético te hace sentir seguro y en paz, pero si eso se pone en riesgo se tambalea toda tu seguridad.

Es como el alcoholismo seco, hay personas que no consumen una gota de alcohol, pero padecen todas las neurosis de un alcohólico activo, menos tomar. Son adictos al control, a ser perfectos, poco conectados consigo mismos, ansiosos, impacientes, no confían, muy mentales, etcétera. Así es el sistema gordo, un gordo de fondo y un flaco de la forma.

El sistema gordo opera desde dos heridas distintas, por ejemplo, cuando es por la herida de rechazo, tienes una mentalidad de gordo pero un cuerpo delgado gracias a la enorme disciplina y autocontrol que tienen las personas con esta herida. Cuando tienes más fuerte la herida de abandono, tienes mentalidad de gordo y cuerpo de gordo, por el abandono de ti mismo que está más presente en tu vida a través de esta herida.

En el sistema de gordo en abandono, las personas que reflejan en su cuerpo sobrepeso, manifiestan la neurosis en el fondo y en la forma. Tienen una serie de características tóxicas en su relación con la comida y sobrepeso a consecuencia de eso.

En el sistema gordo en rechazo, las personas tienen un cuerpo delgado y atlético, pero una neurosis muy profunda en relación con la comida, el ejercicio y con fobia de engordar.

Al final en ambos extremos hay un tipo de abuso de sí mismos, unos por exigirse demasiado y controlarse en todos los sentidos, sin derecho a nada y otros por permitir que las personas los usen, por no respetar sus necesidades ni poner límites. Ambas son formas tóxicas, pero vistas desde el otro extremo. Es común para la persona con sistema gordo en abandono decir: "¿Por qué dije que sí, si yo no quería hacer, prestar, ir, resolver", etcétera. Es común que las personas dominadas por el sistema gordo en abandono generen que otros abusen, pero para la persona con sistema gordo en rechazo es común decirse: "No tienes derecho a equivocarte ni bajar la guardia, no hay rango de error para ti", otro tipo de abuso, otra forma de rechazo a sí mismo.

Cuando aprendiste a aguantar, permitir, guardar silencio, ceder, estar siempre permitiendo que los otros decidan por ti, o todo lo contrario, ser defensivo, intolerante, nunca ceder, desconfiado, rígido, controlarte demasiado y estar siempre esperando mucho de ti, ambas posiciones son neuróticas, mecanismos que cubren una falta de contacto interior, formas poco sanas de relación con el cuerpo y con la vida, eso es a lo que llamo un sistema gordo, una forma de estar en la vida desde la falta de contacto contigo.

Quisiera que quedara muy clara la polaridad del sistema gordo. Son el mismo sistema, pero desde los extremos. En un polo la persona está viviendo el sobrepeso desde la herida de abandono, sin capacidad de límites, permitiendo, cargando, cediendo, complaciendo, sin capacidad de comunicar lo que siente y necesita y, por otro lado, el sistema gordo en rechazo es todo lo contrario, el súper rígido, maratonista, *ironman*, que no se permite equivocaciones, que odia la gordura.

Eso es el sistema gordo, una forma no sana de colocarse frente a la comida, el cuerpo y la grasa corporal. El sistema gordo está cargado de vergüenza, de rechazo a sí mismo, de necesidad de aprobación externa, de desconexión de las verdaderas necesidades, de no saber conectar con su interior y buscar afuera lo que no viven en ellos.

Estar buscando siempre ser bueno, correcto, suficiente, asertivo y justo es la mayor forma de abuso a uno mismo que hay, pues nadie es perfecto y el poco derecho detrás de eso es muy doloroso.

Siempre tener la respuesta correcta, la acción correcta, la respuesta a todo, tratar, esforzarse y muchas veces sentir que nada es suficiente para sentirse en paz, valioso y merecedor. Recuerdo el caso de tantos pacientes que son súper esforzados y siempre están tratando de ser buenos, tener doctorado, posdoctorado, pero no dejan de rechazarse cuando algo no sale bien.

Los del otro extremo son también bastante esforzados, pero en agradar a los demás, en ayudar, escuchar y sostener a muchas personas. Son los que pueden estar escuchando la crisis emocional de la amiga que está llorando por su relación y ella o él podrían estar escuchando horas sus conflictos, o la persona que ayuda a muchos otros y siempre está cargada de responsabilidades que no le tocan, los que están buscando ser bien vistos por todos y al final se esfuerzan, se tragan lo que sienten, se mutilan en muchos sentidos y ni así logran que los demás les correspondan en la misma medida.

Son personas que en el fondo podrían decir: "¡Váyanse todos a la mierda, estoy harta de todos, háganse cargo de sus cosas, yo no tengo por qué estar cargando con sus conflictos, dejen de aventar sus responsabilidades; quiero ser libre de ustedes!", pero en vez de decir eso afirman: "Claro que si no hay problema yo lo resuelvo, ya sabes que puedes contar conmigo y te aviso cuando ya esté todo *ok*". Y todo eso que en el fondo querían decir se lo terminan tragando con unas donas con chocolate que tengan el peso de lo que soportan y de las personas que cargan y a las que no les saben poner límites.

Entonces, por un lado los del extremo laxo terminan viviendo la comida como la fuga o el medio que les permita aguantar lo que no saben decir, lo que tienen que permitir, lo que se tienen que tragar de todas esas personas a las que no saben poner límites. Dejar que su cuerpo ponga esa distancia que ellos no saben poner, y que el cuerpo pone a través de la grasa.

Imagínate que estás cansada de tu mamá controladora, que cree que naciste para satisfacerla. Que ha gobernado tu vida siempre, que ha esperado mucho o muy poco de ti todo el tiempo, que toda tu vida te ha dicho lo que tienes que hacer y que a tus 47 años sigues sintiendo su autoridad como cuando eras una niña. Cuando intentas ponerle límites ella te manipula de tal forma que te ha dejado claro que no es una opción decir que no, y su rechazo o su indiferencia te rebasa y te hace sentir culpable. Tú no puedes decirle que no, pero tu cuerpo se lo grita a través de tu grasa. No hay un cuerpo grueso que no esté protegiéndose de algo o de alguien, no lo dudes.

El cuerpo es el sistema más amoroso y sabio que tenemos. Es un cuerpo vivo que vibra en sintonía con nuestros pensamientos y nuestras emociones. Todo comienza con nuestra falta de salud mental y emocional, y esto termina dejándole al cuerpo la responsabilidad de equilibrar lo que no sabemos hacer de manera adulta. Es por eso que las heridas, el niño y el dolor deben dejar de ser los protagonistas de tu vida, para eso está este libro hoy acompañando tu camino.

Necesitamos entender que la solución al tema no está en bajar de peso, muchas personas bajan de peso y se van al otro extremo del sistema, y ahora tienen una neurosis muy fuerte por no subir, pero al final es el mismo sufrimiento. No hay que curar la forma sino sanar el fondo para restablecer una relación sana con el cuerpo y la comida, y dejar de vivirlo como un castigo o una persecución. No basta con ser delgado, hay que ser sano.

El sistema gordo en abandono	*El sistema gordo en rechazo*
Sin límites	Control
Quiere agradar complaciendo	Quiere agradar siendo perfecto
Tiene grasa corporal	Odia la grasa corporal
La comida es su fuga emocional	La comida se controla
No comunica lo que siente	No escucha lo que siente

Carga a otros o soporta

Carga con su rigidez y odio

No resuelve sus necesidades

No conoce sus necesidades

Es flojo y autocomplaciente

Rígido y sin derechos

Rechazo a sí mismo

Rechazo a sí mismo

Vergüenza

Vergüenza

Herida de abandono

Herida de rechazo

Sistema sano

Sabe poner límites y es flexible

Sabe escuchar lo que necesita y llenarlo

Disfruta la comida y come lo que necesita

Escucha a su cuerpo

Hay una relación de aceptación consigo mismo

Sabe dónde está su valor

Sabe cuál es su límite y lo respeta

Tiene relaciones afectivas satisfactorias

Sabe decir lo que siente y necesita

Tiene hábitos sanos que disfruta

Le importa su cuerpo pero tiene muchos otros valores

Come lo que su cuerpo necesita en consciencia

Ser sano no es sólo un asunto del cuerpo es, sobre todo, un asunto emocional, es un tema integral. Tener un cuerpo, una mente y unas emociones cada vez más sanas y prestas para la vida nos permiten fluir con lo sano y elegir sin grandes esfuerzos lo que nos hace bien. Lo que nos es propio como seres humanos es la vida, Pero no un atracón de comida o una forma de autocastigo constante, eso no es propio de tu naturaleza, eso lo aprendiste como un medio de obtener dignidad y valor porque pensaste que algo te los robó. Eso es mentira, tú eres vida y dignidad, y cuando recuperas la salud interna se empiezan a nivelar para bien y naturalmente tus distintas partes hacia la vida.

CAPÍTULO

6

Vergüenza tóxica y humillación

Cuando era niño mi papá solía terminar borracho en las fiestas,
empezaba a hacerse el chistoso y varias veces terminaba en el piso
y todos riéndose de él, para mí era vergonzoso y doloroso,
era mi héroe convertido en payaso.

Una madre o un padre con vergüenza
transmiten una falta de dignidad a sus hijos
con poco respeto a su valor y a sus necesidades.

La vergüenza tóxica es un profundo sentimiento de querer esconderte u ocultarte de algo o alguien porque te sientes indigno. Es un sentimiento muy interno de rechazo por lo que eres, de sentirte poca cosa, indigno y sueles odiarte en gran medida. Cuando nos sentimos avergonzados queremos huir de esa situación y ocultarnos. Nos sentimos ruborizados y llenos de vergüenza.

Cuando era niña mi padre se fue de la casa, nos abandonó. Cuando me preguntaban: "¿Dónde está tu papá?", yo lo único que quería era salir corriendo y esconderme de esa pregunta. Me hacía sentir muy avergonzada su abandono.

Otro ejemplo de vergüenza tóxica:

Mi madre es una mujer obesa, come muchísimo y cuando come se chupa los dedos y truena la boca. Nunca puede ponerse a dieta. Todo el tiempo se queja de su cuerpo y de todas las personas. Siempre tiene problemas con todo mundo. Yo evito salir con ella o que vaya a la escuela por mí, siento mucha vergüenza de su aspecto.

¿Cuántos son conscientes de su vergüenza?, yo recuerdo haber vivido bastante vergüenza tóxica en mi infancia, me avergonzaban muchas cosas de mi vida; por ejemplo, recuerdo que cuando íbamos a algún restaurante la gente se nos quedaba viendo siempre porque mi mamá llegaba con seis hijos chiquitos y sola. Nos dividía la comida y nunca podía pedir nada que yo quería. Sentía siempre carencia y limitación y me avergonzaba.

Otro elemento de mi vergüenza era con los hermanos de mi mamá, mis tíos eran de un nivel económico alto, tenían autos último modelo y casas muy bonitas. Nosotros éramos hijos de la hermana pobre, la que se había ido con su enamorado y la habían abandonado con seis hijos. Era como una cruz que cargaba siempre y me llenaba de sentimientos de vergüenza. Me sentía menos valiosa que mis primos o cualquier persona. La situación económica en mi casa siempre fue de vivir al día, mi mamá hacía muchos esfuerzos para que nada nos faltara, pero no había dinero que alcanzara siendo una madre soltera con seis bocas que alimentar y me avergonzaba la diferencia de vida que tenían mis primos comparada con la nuestra.

Ahora que escribo esta parte de mi infancia observo que puedo nombrarlo, incluso compartirlo contigo sin esa vergüenza que me hacía sentir que yo estaba mal, que era indigna. Esa vergüenza diría: "¿Qué van a pensar de mí los que me lean?", ése es el gran miedo que acompaña a la persona con vergüenza, cree que los demás van a darse cuenta de su poca dignidad y valor. Podemos pasarnos la vida entera huyendo del verdadero yo que vivió vergüenza. Hacer todo por ganar hoy dignidad teniendo dinero, siendo reconocidos, cuerpo perfecto, profesión, pero en el fondo es sólo un falso yo que cubre otro lleno de dolor y que oculta ese sentimiento siempre en el fondo de sí mismo. Ese sentimiento de no ser digno, de no tener derecho a equivocarte, de intentar controlar toda tu imagen. Llenar todas tus necesidades con esas máscaras es una forma de alejarte del verdadero yo porque no quieres volver a ver y sentir jamás esa condición de vergüenza.

Muchos años de mi vida han sido una carrera por cubrir mi vergüenza, por demostrar que sí soy valiosa, por construir una imagen de respeto, por tener capacidad económica, eso me daba dignidad que en el fondo no tenía. Vestir bien, estar siempre a la altura, que me reconozcan, ser buena, respetada y lograr la aceptación de los demás aliviaba a mi avergonzada niña.

He ido dándome permiso de integrar estos momentos desde un lugar de aceptación, no considero que ya no vivo vergüenza, a veces en algunas situaciones en mi vida llego a sentirla, pero sí te puedo decir que ya no gobierna mi vida y que cada vez me siento más libre, más yo, menos producida, más simple y libre en muchos sentidos.

Me siento muy conmovida de compartirte mi vergüenza, muy conmovida de observar lo que he caminado interiormente para sentirme como hoy me siento, cada vez más libre de mis heridas y de mis máscaras, cada vez más yo.

La vergüenza nos invita a cubrirnos con una fuerte capa de grasa en nuestro cuerpo, la mayoría de las personas con sobrepeso tienen mucha vergüenza guardada en su cuerpo. Casi siempre relacionada con la familia y la infancia. Con una madre controladora que pudo haberte cargado de expectativas y que no te permitía ser tú o que te sentías de alguna manera responsable de ella. El sentimiento de vergüenza gesta la herida de humillación, las personas con esta herida sienten a su madre o alguna figura femenina de su infancia como un enorme peso que cargan.

En esta herida la madre, o la que jugaba el papel de la madre, es una gran protagonista, de alguna manera ella nos transmite su propia vergüenza al querer controlar la forma en que pensamos, vestimos o elegimos. Cuando tenemos ese dolor con nosotros lo transmitimos a nuestros hijos. Por ejemplo: cuando eras niña tu mamá era empleada de una escuela de niños ricos y tú tenías beca y estudiabas ahí. Podías estudiar en esa escuela, pero nunca te sentiste perteneciente. Tu ropa, tus vacaciones, hasta tu lunch hablaban de la diferencia entre tú y ellos. Un día creces y tienes una hija a la que le puedes dar ese nivel de vida que tú no tuviste, tu hija no tiene la vergüenza de tu historia, pero tú se la transmites cada que no le permites vestirse como a ella le gusta y la vistes como a ti te hubiera gustado vestirte para pertenecer. Ella va a la escuela sintiéndose avergonzada porque la ropa la escogiste tú desde tu vergüenza y no ella.

Es así como de manera inconsciente vamos transmitiendo la vergüenza, cuando buscamos cubrir en nuestros hijos lo que nos avergonzó y con eso hacemos que se sienta limitado, controlado y avergonzado. También a través de nuestro modelo, si mi hija observa que me avergüenza ponerme traje de baño puede copiar ese comportamiento. La vergüenza gesta vergüenza y de manera automática se transmite a los hijos.

¿Cuántos de ustedes tuvieron padres que controlaban su apariencia?, padres que criticaban todo el tiempo lo que comían, si se les salía la panza, muy atentos al qué dirán los demás. ¿Cuántos de ustedes sentían que si estaban gordos su mamá no los quería igual que cuando estaban delgados? La mamá con vergüenza controla que sus hijos no tengan sobrepeso porque eso despierta su propia vergüenza.

Hay familias que antes de saludar dicen: "Mi hijita, estás subiendo de peso", o hacen alguna broma que te avergüenza en relación con tu peso. Es común también en las familias con vergüenza que se avergüencen unos a otros, y se hagan bromas respecto a su peso. También pueden ser súper vanidosos y controlados con el peso. Si estoy súper *fitness* soy valioso y respetado. Critican a quien tiene sobrepeso y siempre lanzan alguna indirecta como: "Mejor ya no compren pastel porque hay que ponerse a dieta", y miran al gordito. Las pláticas en las reuniones son en relación con la guapura, el ejercicio, si bajas de peso, si haces la dieta keto, etcétera. Hay mucha vergüenza detrás de esa vanidad, no siempre la cubrimos con grasa, unos con grasa y otros intentando ser perfectos.

En la típica familia de gorditos siempre hay una mamá controladora generando todo el sistema tóxico, no permite que sean libres y crea dependencia a ella. Es sobreprotectora o muy impositiva. Invade la vida de sus hijos y no les permite ser libres, hay mucha violencia en esa madre, pendejea en silencio, atropella la individualidad de todos porque no sabe respetar los límites personales.

Cría hijos que deben tragarse su violencia y no revelarse en su contra. Es tan fuerte para la familia que la ven siempre como una matriarca a la que no puedes confrontar ni contradecir porque pone a todos en tu contra, te deja de hablar y te rechaza.

La vergüenza también es un mecanismo de guardar silencio y ser complaciente con los demás. No sabes mostrar casi nunca tu enojo y te lo tragas. Haces esfuerzos por estar en modo lindo y que no se te vea lo intolerante y violenta que puedes ser. Por ejemplo, si llegas a casa de la mujer con herida de humillación será muy amable y te dirá: "Corazón de mi vida, es un gusto verte, bienvenido a tu casita, humilde pero siempre con los brazos abiertos para ti." Da una impresión de ser cálida, linda, generosa y lo es, se esmera muchísimo por demostrártelo y es excelente anfitriona, pero el tema es que el lugar desde donde lo hace casi nunca es libre, es para quedar bien, para que hables bien de ella, para que te vayas con una buena impresión, para que veas lo bien que está, para cubrir algo que en el fondo le avergüenza.

Si tú te preguntas o te cuestionas desde dónde haces las cosas, desde qué parte de ti ayudas o eres complaciente, seguramente pensarás que complaces o ayudas por el placer de servir, por el amor que tienes por los demás, porque te sientes orgulloso y satisfecho de hacerlo, y sí, has desarrollado en eso un placer auténtico, pero en el fondo ese comportamiento trae una autoexigencia, una factura oculta, una obligación y a veces un poco de derecho de decir que no. Es en muchas ocasiones una carga que no sabes soltar.

Pregúntate: "¿Qué tanto muestro mis sentimientos a los demás?, sobre todo mi enojo, mi ira, mi culpa, mi vulnerabilidad". Esto es de la cultura de: "Los trapitos sucios se lavan en casa", nadie debe saber lo que vives y hay que mostrar el mejor rostro siempre a los demás para evitar el qué dirán.

RESPONSABILIDAD EN LUGAR DE CULPA

Hasta ahora hemos hablado de la vergüenza tóxica y ahora hablaremos de la culpa, pero antes debemos aclarar que existe vergüenza sana y en vez de culpa lo sano sería la responsabilidad. La vergüenza sana es la forma de darnos cuenta de que hemos hecho algo que no nos hace sentir bien con nosotros mismos y en vez de culpa el adulto siente responsabilidad de ese error cometido. Por ejemplo, estabas pasando por un mal momento y fuiste muy grosera con tu amiga, luego te das cuenta de cómo le hablaste y te sientes avergonzada de haberlo hecho. Le llamas y le ofreces disculpas por tu comportamiento y le explicas que no es lo que buscas en la relación con ella, que te disculpe. Asumes la responsabilidad de tu comportamiento, no te culpas porque la culpa lleva implícita una forma de rechazo y autocastigo que vienen de una posición infantil interior.

La vergüenza es un sentimiento positivo cuando se vive desde un adulto que sabe que tiene derecho a cometer errores y puede repararlos también a través de la responsabilidad. Es normal sentirnos avergonzados cuando nos equivocamos o hemos ido en contra de nuestros valores. Eso es muy sano y deseable, el gran problema es que nos culpamos y empezamos a castigarnos en silencio porque somos culpables. No se trata de ser perfectos o no equivocarnos sino de saber asumir la responsabilidad y reparar. Gracias a la vergüenza podemos dimensionar nuestros actos y sentir qué nos afecta y no es deseable para elegir no hacerlo y así tener un límite con nosotros mismos.

La vergüenza se convierte en tóxica cuando despierta una culpa silenciosa que es una forma de odio hacia ti mismo que te lleva a castigarte en silencio, rechazarte, enjuiciarte y querer ocultarte. Activa la memoria del niño herido y se va al fondo de tu ser para hacerte sentir otra vez como en tu infancia. Refuerza tu sentimiento de poco valor, poca dignidad, rechazo por ti y humillación. No puedes hablar del tema y quisieras que nadie supiera porque qué pena lo que van a decir de ti. Sólo quisieras que eso nunca hubiera pasado.

Cuando la vergüenza es vivida con el niño herido todo tiene dimensiones muy grandes, no hay un adulto interior que coloque la situación en su justa dimensión y te sientes rebasado por eso. La culpa tóxica es un fuerte sentimiento de enojo inconsciente, de rechazo por lo que eres o haces y de un juicio negativo respecto a ti. Cuando somos muy dados a sentir culpa no tenemos derecho a sentir, a ser libres, a tener plenitud porque algo malo va a pasar, si todo está bien y eres feliz, el culpable no puede aceptarlo. ¿Cuántos viven hoy una culpa por ser felices y estar en paz? Algo malo va a pasar o haces que pase algo malo para estar tranquilo porque lo sano es muy amenazante, eso es vivir con culpa tóxica.

Lo que un niño más necesita son padres que cuiden de él, le permitan saciar sus necesidades y pueda crecer sin cargar a sus padres en ningún sentido.

Para que esto suceda los padres deben aprender a saciar sus necesidades afectivas con su pareja, mantener relaciones personales satisfactorias y un gran sentido de responsabilidad consigo mismos. Cuando un adulto llena sus propias necesidades es capaz de llenar las necesidades de su hijo. Si no es así utilizará a su hijo para llenar sus necesidades y le transmitirá la responsabilidad de cuidarlo, cargarlo y saciarlo. Esto es inconsciente la mayoría de las veces, y cuando somos niños entendemos muy bien el mensaje: "Yo debo cuidar a mamá y hacerla feliz". Éste es el origen de vivir en culpa.

Hay un control muy grande en padres que te educan cargándote sus expectativas, siendo víctimas uno del otro o de la vida, sintiendo que tú eres todo para ellos. Qué carga tan grande sentir que tu padre o tu madre viven por ti o son infelices por ti. Esos padres te llenaron de culpa porque de alguna manera te hacían responsable de ellos y no tenías derecho a ser libre, a ser tú.

Un padre o una madre que cree que sabe más que tú lo que es mejor para ti, teniendo tú 30 años, es un acto de violencia. Un padre que te habla mal de tu otro padre ejerce violencia, un padre controlador que no te da espacio para que te empoderes y seas libre, eso es violencia, aunque no te des cuenta. Un papá que controla tanto tu vida que nunca te permite ser un experto en ti mismo es un padre violento moralmente, y cuando tú muestras enojo ante eso te sientes culpable porque él sólo está tratando de hacer lo mejor para ti desde un nivel de lectura, pero en el fondo se está apoderando de tu vida y es sano que te enojes.

Si fuimos educados así no tenemos derecho de ser nosotros mismos, es un no derecho a ser libre, a necesitar, a sentir y pensar por ti mismo. Por ejemplo, has ahorrado desde hace tiempo para irte de viaje y le llamas a tu mamá y le platicas que estás a punto de lograr esta meta y ella de alguna manera te hace sentir culpable lanzándote un comentario como: "Qué bueno que tú puedas darte esos lujos, ojalá tu hermano sin trabajo pudiera hacer lo mismo, pobre". Cuando tu hermano sin trabajo es un mantenido mirrey que tus papás han querido hacer chiquito para tener algo en qué entretenerse y quejarse también. Pero si tú no te das cuenta y estás gobernado por la culpa ese comentario no te permitirá disfrutar del todo tu viaje, de pronto escuchas la voz de mal vástago que te dijo tu mamá de alguna forma.

La culpa y la vergüenza no son lo mismo, aquí las diferencias:

El victimismo de alguno de los padres también es una fuente de cargas y culpas, a veces cargamos toda la vida en la espalda a nuestra madre o padre víctimas y llenos de sufrimiento. Yo recuerdo que mi mamá decía que a las Teresas les iba muy duro en la vida. Mi mamá se llama Tere y sí tuvo una vida súper difícil. Yo por muchos años cargué a mi mamá y me sentía responsable de apoyarla y proveerla económicamente. Quería ocupar de alguna manera el papel de mi papá ausente trabajando desde muy chiquita y asumiendo responsabilidades que no estaban acordes con mi edad y mi posición de hija.

Yo era muy masculina cuando tenía 21 años, mi actitud era muy agresiva y arrogante. Me las ingenié para cubrir mi vergüenza con un falso yo fuerte, resolutivo, trabajador y mental. No me permitía ser vulnerable jamás, era muy rebelde y no respetaba casi ninguna regla, yo era mi propio gobierno. Mi falso yo fuerte y arrogante era la máscara perfecta para cubrir a esa niña llena de vergüenza de mi infancia. Me sentía responsable de mi mamá y mis hermanos y unos años los cargué hasta que me liberé.

Bendita terapia y trabajo personal que me ha permitido salir y cambiar las decisiones tempranas de mi infancia. He ido trabajando el dolor de mis raíces poco a poco, recuperando dignidad, pero sobre todo recuperando el derecho de ser lo que soy. Así tal cual, a veces agresiva, otras llena de amor, otras intolerante y otras vulnerable y necesitada, otras poderosa e imparable. Todas soy yo, todas tienen derecho de existir en mí, de ser respetadas y amadas, primero por mí. Aprendo a conocerme y hacerme responsable de todas las mujeres y las partes que habitan en mí, con sus distintos rostros y necesidades, con sus distintos dolores y capacidades, todas con dignidad, creo que las conozco a todas, pero igual la vida me sorprende, y sé mucho de lo que necesito en mis diversos rostros, he aprendido y sigo aprendiéndolo. Unas necesitan un abrazo y otras sólo asegurarse de que no permitiré que nos lastimen, y así, cada parte tiene un lugar en mí y una necesidad distinta.

Es súper duro elegir, porque siempre lo escogemos, ser la que carga con la culpa y la responsabilidad de los padres y la familia. El origen de la culpa es la carga que elegimos llevar en nuestra espalda y es la responsabilidad que nuestros padres no supieron o pudieron asumir. Nos hicimos responsables muy chiquitos de sus carencias emocionales, de alguna manera nos las transmitieron y no nos tocaba, no teníamos la madurez y eso se convirtió en una neurótica forma de obtener seguridad, valor, cubrir lo que somos, equilibrar, agradar, rescatar, pertenecer, etcétera.

Hoy ya no juego ese papel en mi familia ni en mi vida, busqué ayuda a tiempo y sigo haciéndolo, pero sin duda hubiera jugado toda mi vida el papel de papá de mi familia, la que ayuda a todos, la que no tiene derecho a ser frágil, a tener vida propia porque cuida a mamá, su esposa energética en el rol. La que sólo da y nunca pide. Estoy feliz de que hoy no sea así, porque además mis hermanos y mi mamá son bastante independientes y cada uno asumimos nuestros retos. El colocarme en un lugar más sano dio espacio para que cada uno pudiera crecer y ser independiente.

Cargar con todos engorda, cargar con la culpa engorda, quererte cubrir engorda y a veces eres un gordo en un cuerpo delgado, porque puedes ser una persona sin sobrepeso pero que siempre esté luchando con su cuerpo y su vergüenza, que tienes un gran control de ti porque no puedes con la vergüenza del sobrepeso.

Puedes ser delgado e impecable en todo, perfeccionista, guapo y súper autoexigente sólo por vergüenza. Al final esta posición de vida es disfuncional, nacida del sistema gordo en rechazo, del que ya hemos hablado, y te lleva a actuar en los extremos o en el extremo del autocontrol o en el extremo de la pérdida de control con tus límites y tu cuerpo. Como verás, no sólo las personas con sobrepeso tienen un conflicto que las enferma, ser demasiado rígido y autoexigente también mata y es la misma disfunción.

Los mexicanos tenemos mucha vergüenza internalizada, existente en todos los niveles socioeconómicos. Ser morenos o con rasgos indígenas es indigno. Si tu hijo es blanco o rubio es motivo de alegría. Aceptas más silenciosamente a un hijo rubio que a un hijo moreno, por doloroso que se escuche esto. Nos avergüenza nuestro origen prehispánico y tenemos en la memoria que ser blanco y rubio es ser superior. No lo hemos podido superar. Un hijo moreno para muchas familias puede ser motivo de vergüenza y rechazo. No estamos conectados con nuestras raíces. Nos compramos la historia de los conquistados y eso nos hace rechazar lo que somos. No estamos reconciliados con nuestras raíces porque no las conocemos, no conocemos la sabiduría y profundidad que tiene nuestro pueblo prehispánico, queremos parecer occidentales y mientras menos rasgos indígenas mejor, y eso es una herida colectiva que tenemos que sanar, una vergüenza colectiva tóxica.

No dudaría que parte de nuestro problema de obesidad como pueblo tenga que ver con toda esa vergüenza que no hemos curado como país y que no verbalizamos, que mantenemos como verdad silenciosa pero que todos sabemos. A veces ser moreno te da menos oportunidades y tienes que esforzarte el doble para destacar, porque si hay un trabajo y tú tienes todas las capacidades y más, pero existe otro candidato con menos capacidades, pero con imagen de güerito de la Ibero seguro que tal vez pesará esa circunstancia.

Sólo se ama lo que se conoce, hay que leer más de nuestra historia, conocer la sabiduría de los pueblos indígenas. Abandonar la necesidad de ser mejor que los demás nacida de la vergüenza. Todos somos seres humanos con derecho a ser respetados, amados y pertenecientes.

La vergüenza y la culpa tóxicas son distintas:

Culpa tóxica

1) Soy perfeccionista y no tengo derecho a equivocarme
2) Siento a mi madre o mi padre como un peso que cargo
3) Me siento mal cuando tengo algo que los demás no tienen
4) Siento que debo lograr todo por mí mismo
5) Quiero complacer incluso a mis empleados
6) Siempre cargo con muchas responsabilidades y personas
7) Soy bueno si soy perfecto
8) Me siento responsable de la vida de los demás

9) A nadie le importa lo que yo necesito

10) Me esfuerzo por ser bueno y dar oportunidades a otros

11) Cuando hablo de mi infancia siento que nunca tuve libertad

Vergüenza tóxica

1) Me importa mucho lo que digan los demás de mi imagen

2) En mi infancia me sentí con poco valor

3) Hago muchos esfuerzos por ser respetado, valioso y reconocido

4) Tengo actitudes y pensamientos que me avergonzaría que los demás supieran

5) Sé que mi felicidad está en que los demás me vean con aceptación

6) No muestro lo que siento casi con nadie, sobre todo mi ira

7) Me cuesta conocer y llenar mis necesidades

8) Soy un experto en resolver problemas ajenos

9) Mi cuerpo es un tema complejo, mi relación con él es de lucha

10) Soy compulsivo y me cuesta mucho ponerme límites en ciertas cosas

11) Cuando hablo de mi infancia pienso: "Pobre de mí, lo que viví"

Responsabilidad y vergüenza:

Responsabilidad

1) Me doy cuenta de que he cometido un error y elijo aprender la lección

2) Siento que tengo la capacidad para reparar los daños

3) Tomo iniciativa frente a mi error y pido disculpas

4) Entiendo mi parte de responsabilidad

5) No tengo que complacer a nadie, me siento libre de elegir

6) Sé pedir ayuda y disfruto recibiendo apoyo

7) Cada persona tiene su parte de responsabilidad en una situación, yo veo la mía

8) Tengo una escala de valores que busco respetar

9) Me gusta ser claro y comunicar lo que siento

10) Cometer un error me hace verme y respetar mis límites

Vergüenza sana

1) Si hago algo que me hace sentir mal, trato de entender qué pasa conmigo

2) Cometí un error, no soy un error

3) Cuando recuerdo algo vergonzoso de mí me respeto

4) Me paro frente a mi error y me respaldo

5) Tengo comportamientos que me avergüenzan, se vale

6) Sé ponerme límites, cada vez con más claridad

7) No tengo que ser perfecto, hay mucho que aprender en la vida

8) Hoy hablo de lo que soy con más paz, no me oculto

9) Sé lo que siento y me permito comunicarlo a otros

10) Respeto mis limitaciones, no me persigo

Hemos hablado de la culpa y la vergüenza toxicas como actitudes y formas de estar en la vida disfuncionalmente. Estas posiciones de vida están relacionadas con el sobrepeso, seguramente puedes identificarte con varias de estas actitudes frente a lo que eres, sientes y haces con tus errores o con lo que no aceptas de ti. Necesitamos aprender a mirar nuestra conducta como una oportunidad de aprender y transformar, como un derecho que nos da la vida para aprender de ella e ir creciendo con esa libertad. Estas actitudes tóxicas nos atrapan en sentimientos limitantes y nos quedamos sin la oportunidad de crecer.

Hay una enorme diferencia entre sentirte indigno y sentirte avergonzado. Es distinto sentir que cometiste un error o ser un error. Vivir en adulto es saber que quien comete un error y tiene la capacidad de asumir su parte y reparar el daño, es una persona muy valiosa y que merece respeto y amor. Amar es lastimarnos a veces, nos lastimamos desde nuestra imperfección, pero también es elegir aprender de eso y dejar de lastimar.

CICLO DE LA CULPA Y LA VERGÜENZA EN EL SOBREPESO

Si vivimos la culpa y la vergüenza desde el adulto que somos y le quitamos esa carga al niño que fuimos, podemos responder con mucho más capacidad, objetividad y aprendizaje que si nos quedamos atrapados en el niño herido. Por ejemplo, has estado súper estresado, sobreexigido y llegas a tu casa. Sientes que mereces un momento de placer y paz después de lo estresante que es tu trabajo, necesitas comer algo y abres la alacena ves el bote de la nutella y empiezas a salivar, cuando pasa la nutella por tu boca sientes como si tomaras una medicina que baja los síntomas de tu ansiedad y la comes rápido como para no darte cuenta de lo que haces. Todo esto es compulsivo y sin control.

Después de ese alivio instantáneo haces conciencia de que hiciste ejercicio en la mañana, que seguiste la dieta todo el día y que acabas de echar a perder todo el esfuerzo con estos cinco minutos de *nutella* en la cocina.

Te sientes frustrado por tu comportamiento compulsivo y sumamente enojado porque no pudiste parar, ni siquiera fuiste consciente cuando lo estabas haciendo. Si esto lo vives desde tu culpa y vergüenza tóxicas lo que harás será lastimarte durante toda la tarde hablándote mal, diciéndote que por eso estás como estás, que nunca vas a bajar, que de nada sirve el esfuerzo, que nadie te va a querer gordo, y empiezas a derrotarte y criticarte. Ese comportamiento puede ser el siguiente detonador de otro momento compulsivo comiendo otras cosas que sabes que no te hacen bien.

La parte más dolorosa del sobrepeso es el enorme enojo contigo mismo, el castigo permanente y la desconexión de lo que eres que te hace sentir enojado e indigno de amor.

Ciclo de culpa y vergüenza
Vergüenza
Soy indigno

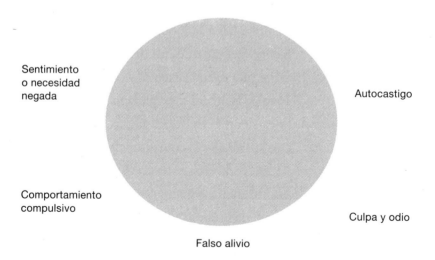

Sentimiento
o necesidad
negada

Autocastigo

Comportamiento
compulsivo

Culpa y odio

Falso alivio

Todo parte de una falta de contacto contigo mismo. El sobrepeso se generó como una defensa ante lo que sientes. Todo inició en el momento en que lo que sentías era sumamente amenazante para sentirlo como tu soledad, tu abuso, el abandono, el vacío y la tristeza. Son sentimientos que pudieron no encontrar un espacio seguro para ser expresados y al sentirlos dentro de ti la única forma en que pudiste sentir alivio fue desarrollando hábitos compulsivos como comer, cerrarte, complacer, evadir, fantasear, etcétera. Al final nos vamos haciendo adictos a estos comportamientos.

El sobrepeso que ves en tu cuerpo sólo es una imagen interna de tu falta de relación contigo mismo. De lo que cubres, de lo que se ha ido acumulando a través de los años. Lo que expresamos en el exterior, la forma que tiene nuestro cuerpo, la forma en que nos relacionamos con el mundo, las personas, el trabajo, sólo son representaciones del mundo que tenemos en nuestro interior. Cuando las personas no nos respetan o nuestras relaciones son superficiales o de abuso, tiene más que ver con nosotros que con las personas. Somos la medida de lo que nos pasa y en el fondo eso sólo es un espejo de nosotros.

He comprobado a lo largo del tiempo, en mi trabajo como psicoterapeuta de trauma, que las personas que tienen heridas de abandono, de rechazo, traición, etcétera, son un imán de esos dolores. Lo que más temes es lo que terminas llamando cuando no eres consciente de eso y lo trabajas. Nuestros comportamientos terminan construyendo de manera inconsciente lo que más miedo nos da.

Sin darnos cuenta nos hacemos adictos a los sentimientos, a los hábitos, a evadir, a castigarnos, y esto nos atrapa en el doloroso *Ciclo de vergüenza y culpa*. Nos odiamos, nos perseguimos, y esto siembra sentimientos que no sabemos cómo expresar y que necesitan sentir alivio y otra vez nos envuelven en posiciones compulsivas con la comida. Recuerda: el azúcar es una gran droga, las harinas y todo lo que has consumido por años y de lo que hoy necesitas hacer conciencia.

CAPÍTULO

7

¡Sal del autosabotaje!

El sueño más grande de mi vida era ser delgada,
me odiaba cada que hacía todo lo contrario
por lograrlo, vivía odiándome.

Somos un conjunto de partes con distintos niveles de conciencia, con distintas necesidades, con valores y dolores diferentes, con miedos y visiones muy distintas entre unas y otras. Algunas de estas voces son antagónicas, incluso enemigas entre sí. Las voces de tu cabeza, los sentimientos y comportamientos son las formas en que estas partes internas se manifiestan. Conocerlas, evolucionarlas y dirigirlas son parte de la tarea de la vida.

Qué fácil sería la vida si pudiéramos hacer lo que pensamos, si con el solo hecho de ser conscientes y tenerlo claro en nuestra cabeza bastara para llevarlo a la práctica. La gran mayoría somos bastante más claros a nivel intelectual que lo que alcanzamos a llevar a la práctica. Tenemos claro que lo que necesito para estar mejor es, por ejemplo, hacer ejercicio, y aunque ya tengo pagado el año del gimnasio para obligarme a ir, termino sin llevar a la práctica eso que tanto bien me hace.

Cuántas cosas sabemos que tenemos que hacer y vamos arrastrando por años porque nos encontramos con pretextos, olvidos, haciendo todo lo contrario o evadiendo y sin llevar a la práctica tantas buenas ideas que tenemos en nuestra cabeza.

Sabemos de muchas cosas que son buenas para nosotros y tenemos deseos de llevarlas a la práctica. Cuando sabes qué necesitas hacer para tu bienestar y terminas haciendo todo lo contrario, eligiendo lo que te hace daño, eso se llama autosabotaje. Sobre todo, hablando de conductas que hoy necesitamos para sentirnos mejor, para crecer, para madurar, para plasmar mejor lo que somos. Nos ponemos el pie y nos encontramos con partes internas que no conocemos y que no permiten que hagamos lo que necesitamos o nos convencen de que al final ni lo queremos ni lo necesitamos, cuando en el fondo sabemos que sí.

En este capítulo aprenderás del autosabotaje con el sobrepeso, será de mucha ayuda conocer las partes internas que no quieren que seas saludable, que tienen miedo de romper con esos hábitos, que tienen fuertes razones y motivos para no soltar la capa que te protege de la vida. Esas partes tienen razones muy gobernadas por la fantasía del niño herido interior y que al final tienen mucho peso, literal. Necesitas considerar que esas partes inconscientes de ti son las que dominan el tema de tu sobrepeso y posiblemente varios aspectos de tu vida. Son partes que tienen vida propia y literalmente necesitamos poner a dieta de nuestro poder personal.

La buena noticia es que si podemos conocerlas y trabajarlas serán nuestras aliadas en la recuperación del equilibrio y la salud. En realidad esas partes se conformaron hace muchos años en ti, por eso tienen tanta fuerza, no son para nada tus enemigas, de hecho, te han protegido todos estos años. Sólo que esa protección fue el recurso con el que contabas en algún momento de la vida y hoy necesitas cambiar de recurso, lo que le alcanzó a tu niñ@ de ocho años no es lo mismo que lo que ahora le alcanza a tu adulto.

Por ejemplo, cuando eras niña te sentías coqueta y linda y tu abuelo un día te tocó y otro día hizo que tú lo tocaras a él, esa niña sentía que algo estaba mal, se sentía avergonzada de hacerlo y entonces empezó a dejar de ser coqueta y alegre, empezó a ocultarse, a no hacer ruido ni llamar la atención, empezó a opacarse para no ser vista por su abuelo ni por nadie más como un objeto de deseo.

Esa niña que se protegió puede ser parte de un personaje en tu interior, parte muy importante de tu conflicto con volver a ser delgada y llamar la atención para ser abusada otra vez. Como son partes muy inconscientes y no las conocemos, tienen todo el control de la acción y no nos permiten actualizar esa experiencia y saber con toda claridad que hoy, ante cualquier persona, tú te puedes defender y poner límites porque ya no eres una niña.

Cuando no hemos sanado esas heridas emocionales seguimos siendo esa niña que permite que otros abusen de ella de alguna forma pues no sabe poner límites. Entonces quizá ya no sea sólo un abuso sexual sino muchos otros tipos de abuso. Aunque es común que personas que vivieron abuso sexual y no lo han trabajado, sean un imán de abusos de todo tipo, incluso sexual. Es una parte interna que las autosabotea porque no ha sido integrada a la conciencia y genera un vacío de límites y autoprotección.

Como dijimos, tenemos partes que han jugado una función muy importante a lo largo de nuestra vida, muchas de ellas desde nuestra infancia, y tienen fuertes razones para no permitirnos cambiar la realidad que hoy pensamos que sólo tiene que ver con dejar de comer. Para la gran mayoría de los casos con sobrepeso, si no curan de fondo las partes emocionales de su yo herido, esas partes vuelven a tomar el control o son una lucha muy desgastante por mantenerse delgados.

Nos protegimos con un sobrepeso porque en la mayoría de los casos somos personas muy sensibles que no encontramos seguridad y protección en el entorno. Nuestro cuerpo tuvo esa habilidad de ser la madre o el padre que nos faltó y protegernos de muchas cosas. No podemos tratar el sobrepeso sólo como un tema de saber comer, es sobre todo un tema de autoconocimiento y sanación de las partes que hoy siguen heridas y nos siguen protegiendo ahora de nosotros y de y nuestra incapacidad de estar en equilibrio, de poner límites, de vernos, de llenar nuestras necesidades y respetarnos.

Lo comparto desde la piel, desde este lugar donde hoy puedo sentir mi cuerpo más conectado a mí, un lugar que camino y elijo todos los días, pero hoy sin pelea, sin sacrificio, es cada día más libre y natural cuidarme, elegir lo mejor, sentir lo que siento, tenerme paciencia, disfrutar mi cuerpo, etcétera. Entiendo bien lo que escribo en este libro, y probablemente tú sientes lo mismo, porque lo he vivido por muchos años, muchos de ellos sin darme cuenta, pensando que la vida estaba en mi cabeza cuando en realidad mi verdadera historia estaba en mi cuerpo.

Las partes dolidas de tu interior tienen derecho a ser escuchadas, es fundamental para hacer un cambio en tu vida conocerlas, darles un espacio y darte cuenta de que están dentro de ti y que son parte de tu historia, agradecerles porque ellas han jugado un papel de protección, sobrevivencia, resiliencia y sin duda hoy eres lo que eres gracias a tus partes sobrevivientes.

Somos una serie de partes, rostros internos que nos dan la fuerza, la protección, la estructura, la capacidad de tomar decisiones y salir adelante en la vida. Tus partes esperan por ti y al conocerlas podrás conocerte mejor y dirigir el sistema gordo que tiene toda una serie de características y compulsiones que serán todo un reto cambiar, pero también tenemos un sistema sano que compensa lo tóxico o adictivo y que podemos ir nutriendo para fortalecerlo y que le dé batalla al sistema adicto.

LOS PERSONAJES INTERNOS

Hablaremos de cuatro partes, voces o sistemas completos de creencias, necesidades, dolores e intereses que habitan en tu interior y quizá de pronto te sea claro que estás viviendo la realidad desde esa parte de ti, pero te darás cuenta de que es mucho más complejo que el diablito y el angelito que suelen representar y que en realidad son sistemas profundos y complejos que se han ido desarrollando a lo largo de tu existencia y con base en distintas personas también que han impactado tu vida.

La madrastra

El juez opera en tu interior como un padre o una madre internos duros, severos, autoritarios, rígidos e intolerantes. Es todo un sistema de introyectos de lo que eres o deberías de ser. Lo que es la vida o debería de ser la vida. El juez interior cuando no es dirigido por la conciencia es moralista, perseguidor y en términos del sobrepeso es sumamente descalificador y hasta violento.

Si tuviste un padre o una madre duros, rígidos y críticos, es como si una parte de ellos se hubiera quedado contigo y hoy se pone *play* a la voz y al sistema que aprendiste en la relación con ellos. Entonces de pronto te habla tu mamá que tanto te lastimó, que odiabas escuchar sus gritos y sus descalificaciones, pero ahora te habla en tu cabeza cada que haces algo que juzgas que es incorrecto. Sobre todo en el tema de sobrepeso.

Cuando tuvimos una madre o un padre que odiaban la gordura, porque ellos tenían sobrepeso o porque lo consideraban algo vergonzoso, hoy cada que te ves al espejo puedes escuchar la voz de esa persona que de alguna manera sientes como una autoridad en tu vida, no tienen que ser sólo los padres, puede ser la maestra de la primaria que te hacía sentir mal o tu abuelita perseguidora, incluso un hermano mayor que se la pasaba diciendo que eras un marrano.

Esas personas que de alguna manera eran o son una autoridad en tu vida, y que les das o tuvieron un poder sobre ti, hoy conforman esa voz, esa parte de ti que no te permite levantarte muchas veces del piso porque te tienes tirado con tantas cosas que te dices, descalificadoras y dolorosas, llenas de juicio y enojo con lo que eres.

Cuando el juez es dirigido por la conciencia, o sea cuando hemos trabajado nuestros problemas de autoridad y somos nosotros quienes elegimos nuestro sistema de valores y el camino que queremos seguir en la vida, cuando hemos construido un individuo interno, entonces el juez trabaja a nuestro favor, él nos permite estructurarnos en el día a día, es nuestra capacidad de ser autocríticos, nos da la estructura y disciplina que se necesita para que cualquier vida opere con éxito en los distintos niveles.

El problema que tiene la voz del juez es que tenemos introyectados a nuestros padres, o sea nos los tragamos completitos en el interior, esto pasa porque no los hemos trabajado terapéuticamente. Cuando trabajamos a los padres los ponemos interiormente en su lugar, no como los que gobiernan mi vida sino como una parte de mi sistema de valores y visiones, pero tengo muy claro que no se vive con base en eso. Yo soy yo y decido la vida que quiero y sé muy bien la diferencia entre mis padres y sus elecciones y yo. Cuando somos conscientes del juez nos damos cuenta cuando estamos repitiendo una conducta implantada por nuestros padres y la ponemos en tela de juicio; por ejemplo, estás con tu hijo y de pronto le dices que comer dulces es de gordos, te das cuenta de que era justo lo que te decía tu mamá y que en realidad no es así, que hoy puedes comer algunos dulces sin problema y que en realidad el problema es la prohibición que tuvo tu madre con los dulces y esto es algo que tú no quieres enseñar a tus hijos.

Al observar al juez lo has desenmascarado y puedes elegir si es algo que va con tu sistema de valores o no. Muchas veces nos pasamos la vida repitiendo todos los patrones y esquemas de nuestros padres sin ponerlos en tela de juicio, sin darnos cuenta de que es así. Nos convertimos en una extensión de nuestros padres porque seguimos siendo niños lastimados que ahora encuentran a su verdugo en el interior. Una forma de mantenernos cerca de los padres dolidos es convirtiéndonos en ellos con nuestros hijos y todo ese sistema está en la voz del juez.

El juez vive la herida de injusticia, un dolor que nace del no derecho a ser niño, a equivocarte, a tener una infancia jugando y disfrutando como niño. Las circunstancias, los padres, la responsabilidad o hasta el momento histórico como nacer en una guerra podrían ser las realidades que despiertan la injusticia y el vivir una enorme rigidez y dureza. Un deseo de justicia que encuentra salida buscando que todo sea perfecto y que esté bajo control.

Julio nunca conoció a su padre, fue criado por su madre y siempre anheló saber quién era, cómo era, dónde estaba su padre. Su madre, desde un dolor no trabajado con el papá de Julio, había creado un muro en relación con el tema de su padre y Julio nunca puso el tema sobre la mesa y hablarlo abiertamente. Cuando creció investigó quién era su padre y dónde estaba, lo conoció por fin y supo la historia de por qué jamás estuvo en su vida. Fue muy impresionante para Julio darse cuenta del enorme parecido que tenía con su papá en tantas cosas, sin conocerlo ni saber nada de él. Por ejemplo, había estudiado mercadotecnia y su padre era también mercadólogo, tenían los mismos gustos musicales y hasta enfermedades y accidentes en común. Julio siempre vivió como una enorme injusticia la ausencia de su padre.

El hilo que nos conecta con nuestros padres es muy fuerte, sobre todo cuando hay dolor o un amor muy profundo. Nosotros estamos unidos a aquellos a los que amamos, aunque físicamente no estén aquí. Hay un hilo energético que es tan grueso o tan delgado como nuestro amor y nuestro dolor. Es por eso que de pronto terminamos construyendo historias de vida tan parecidas a la de nuestros padres, porque los traemos muy metidos en el interior y no los hemos soltado.

Cuando estoy enojado con mi padre, enojado con mi madre y tengo muchos dolores que no he sanado con ellos, los traigo cargando en la voz del juez. Puedes ser una persona que a tus 30 o 40 años o más, estás haciendo mil cosas para escuchar un día que eres valiosa y merecedora, pero jamás lo sientes ni lo escuchas porque la cinta interna que tienes de tus padres no grabó nunca ese amor y esa aprobación de ellos, ya que no era su lenguaje. Entonces te quedas toda la vida haciendo mil cosas para sentirte digno y reconocido sin que nada sea suficiente, porque en el fondo no existe esa voz en ti.

Tenemos que trabajar terapéuticamente a nuestros padres, no sólo si sientes enojo u odio por ellos, ni siquiera es que te lleves mal con ellos. Podrías incluso tener una buena relación con ellos en el presente, pero eso no quiere decir que no tengas que trabajarlos terapéuticamente. Necesitamos conocer las creencias, las alianzas, las necesidades que no resolvieron, las heridas que eran de ellos y nos pasaron, saber la luz y la sombra que vive en ti de ellos y que si no la conoces no puedes cambiarla.

El conflicto con los padres puede darse en las personas que tienen muchos dolores y enojos con los padres, pero también en aquellas que están muy apegadas a ellos, los idealizan, hacen todo para protegerlos y complacerlos. Hacer de tus padres tu motivo de vida habla de un profundo problema con tu madurez. Con la conformación de tu adultez, en el fondo sigues siendo un niño con cuerpo de adulto que necesita a sus padres para sobrevivir.

Una parte muy importante del juez interior la conforma la relación o la no relación con tus padres, pero no sólo son ellos, podría ser que tus problemas con esa parte de ti no sean tanto tus padres sino otras personas influyentes en tu vida con las que tuviste una experiencia de autoridad dolorosa. Un maestro, un abuelo, un jefe, un representante religioso, un terapeuta, etcétera.

Preguntas nutritivas

- ¿A quién o a quiénes ves en tu juez interno?
- ¿Cuáles son las creencias del juez respecto a la gordura?
- ¿Cómo se expresa de tu cuerpo?
- ¿Cómo le llamarías a esa parte de ti?
- ¿Cómo baja tu seguridad y te castiga?

Al escribir esto observo claramente la influencia del linaje de mi padre en mi familia nuclear. De entrada, mi papá tenía una fuerte fobia a la gordura, pues cuando lo veíamos era algo de lo que hablaba mucho. Cuando ofendía utilizaba la gordura como una herramienta. En mi familia nuclear, o sea con mis hermanos, mucho del tema es dieta, ejercicios y sobrepeso. Tengo seis hermanos y la mitad han sido siempre delgados y la otra mitad hemos tenido siempre sobrepeso. Ser gordo en mi familia no es fácil porque el físico y la guapura es un tema muy importante para todos.

Cuando era adolescente siempre sentí que era menos valiosa que mi hermana delgada y con un cuerpazo, yo siempre sentí que por tener sobrepeso debía esforzarme el doble en todo porque de otra manera no tendría ningún valor. Ella era más digna que yo desde mi frágil autoestima y tendría todas las oportunidades que yo no tendría. Sobre todo en el amor. Todos querían estar con ella, si algún hombre se acercaba a mí era para acercarse a mi hermana, pero jamás para conocerme o saber de mí. Al menos así lo vivía en mi adolorido mundo de adolescente con sobrepeso.

Me sentía muy sola y muy poca cosa en esa etapa, hoy veo que mucho de lo que soy lo decidí ahí. Decidí trabajar, tener dinero para ayudar a mi mamá, sentirme mejor conmigo. Recuerdo que con mi primer sueldo compré una despensa para mi casa. Me hacía sentir tan bien hacerlo. Empecé a ganar dignidad trabajando y logrando cosas, eso podría haber sido la historia de mi vida, una mujer llena de logros, pero no es así, un día prometí sanarme y sanar mi historia y aquí sigo, sanándome, compartiendo contigo mi historia y mi vulnerabilidad.

Hay reglas no verbales en todas las familias, estas reglas están en la atmósfera sin que nadie tenga incluso que hablar de ellas. La regla de una familia puede referirse a que ser gordo te hace menos valioso, ser gordo es de *looser*, de personas que no se esfuerzan y son flojas, ser gordo te hace poco respetable o digno de rechazo y de alguna manera esas creencias o reglas están internalizadas en tu estado del juez. Sin darte cuenta así te ves, así te sientes y te tratas. Porque la creencia del juez se alimenta de las reglas no verbales de tu familia de origen. ¿Cuáles son las reglas no verbales en relación con el sobrepeso en tu familia?

Todos tenemos un juez en nuestra cabeza, ese juez puede ser muy positivo para algunas áreas de tu vida, quizá sea una parte muy importante en tu éxito profesional o te hace responsable y cumplido en otras, pero también podría ser bastante disfuncional en el tema del sobrepeso, muy seguramente en esta área el juez infunde vergüenza, culpa, crítica, descalificación, etcétera. Todas estas posiciones nos debilitan la autoestima, y la autoestima es un aspecto clave para tener la fuerza de voluntad de hacer cambios positivos en tu vida.

Cuando queremos comer sano, hacer ejercicio y estar en el sistema sano, el juez podría ser un elemento de autosabotaje clave porque él nos estaría descalificando, persiguiendo y haciendo de esto una tortura y no algo disfrutable y sano.

El juez es tóxico cuando no está dirigido por tu conciencia, cuando tiene el mando de las situaciones sin que te des cuenta. Es tóxico cuando está aliado sin ningún filtro con las creencias de tus padres y sus dolores. Cuando te persigue, te maltrata, te enjuicia y te descalifica. Cuando es la voz que te tragaste de las figuras de autoridad que te descalificaron y te desaprobaron. Si no pones al adulto ante el juez, éste podría ser muy poco sano.

Hay personas que tienen un juez nulo, crecieron con nulas figuras de autoridad. Cuando no tuviste ningún límite en tu infancia, no tenías estructuras y disciplinas, hacías lo que querías, nadie te ayudaba a estructurarte, ni tenías consecuencias de nada. Creciste en abandono y el juez podría ser el gran ausente en tu interior.

Tan disfuncional es tener padres duros, severos, autoritarios y fríos, como tener padres sobreprotectores, complacientes o ausentes. Padres que no te pusieron límites de ningún tipo y crearon en ti una persona que se abandona. La estructura del juez es básica para hacer que las cosas crezcan y mantenerlas de pie. Cuando el juez está ausente en nuestro interior no tenemos un sistema autocrítico que nos ponga límites y nos dé estructura. Somos muy buenos para tener grandes ideas, buenos impulsos, pero nada que sea duradero. Sólo chispazos que no se mantienen en el tiempo.

Oswaldo creció con una madre sobreprotectora, ella guardaba una enorme culpa porque el papá de Oswaldo era alcohólico, ella lo compensaba permitiéndole todo lo que él quería. Oswaldo no era soportado en ninguna escuela, cambió siete veces de colegio por mala conducta y su mamá lo solapó siempre. Hoy él enfrenta un serio problema de sobrepeso porque no sabe respetar sus límites, pues no creció con respeto a ninguna autoridad. Si vives así, un día tú te conviertes en tu propia autoridad rota. Los padres que son gobernados por la culpa podrían hacer de sus hijos pequeños tiranos, que no respeten límites y autoridad.

Es común el caso de mamás sobreprotectoras que generen sistemas obesos, el hedonismo podría ser el gran problema del sobrepeso porque de alguna manera el juez en la familia está anulado. O sea, son familias con problemas con la autoridad, con la disciplina, con el éxito. Hay que tener un buen juez que trabaje en equilibrio. No se trata de no tenerlo, si no lo tenemos nuestra vida se pone de cabeza; es muy importante tenerlo, pero trabajando a tu favor. Eso se logra conociéndolo, sanando tu relación con la autoridad, conociendo tus creencias limitantes y asegurándote de que el juez tiene un lugar respetable en tu vida y respetarás sus principios.

Ninguna parte en nuestro interior es mala en sí, necesitamos todas las partes para funcionar y necesitamos darles un espacio, conocerlas y sobre todo llenar sus necesidades. El juez es el padre y la madre sanos que todos necesitamos, que nos estructuran, nos protegen, nos invitan a esforzarnos, a darnos cuenta de lo que necesitamos corregir, los que nos dan un sistema de valores con ética y principios. Los mexicanos necesitamos un buen juez interno, si tuviéramos un sano juez seríamos enormemente poderosos, con la fuerza de la creatividad y el corazón de manera ordenada y estructurada.

El niño necesitado

Todos tenemos un niño vivo en nuestro interior y muy probablemente dirigiendo tu vida sin que te des cuenta. Tomando las decisiones más importantes de tu vida e interpretando la realidad desde su lente. Yo lo llamaría también el yo herido. Es una realidad súper profunda y compleja de nuestro interior. El niño se expresa sobre todo en estados emocionales, actitudes compulsivas, fantasías y modos de defensa. No sólo abarca tu infancia, podría estar en otra etapa vulnerable y dolorosa de tu vida que te hirió y que guarda su memoria en el niño.

El niño es nuestra parte más necesitada de amor y aprobación, literalmente es como un niño que necesita sentirse aprobado, valorado, suficiente, protegido. El niño es complaciente y quiere agradar, ante todo. Podría hacer cualquier cosa para que lo quieran, sin importar si se pone en riesgo o se daña él mismo, pues si cree que obtendrá amor y reconocimiento elegirá eso.

El niño no sabe poner límites, interpreta de manera fantasiosa la vida, cree por ejemplo, que existen los monstruos y de pronto cree que están en el clóset, cree que si una persona de la que depende se va de su vida, literalmente se va a morir o va a dejar de respirar, cree que no puede con la vida y necesita a otros para sobrevivir. El niño no tiene ninguna fuerza personal, es totalmente dependiente de sus relaciones.

Cree que si se corta una parte de sí mismo las personas lo van a querer más; fantasea: cree que la realidad es como él la desea y después se topa con la dolorosa verdad que eligió y que va en contra de sí mismo. No le gusta enfrentar ningún conflicto, pues no está capacitado para resolver nada, más bien necesita que le resuelvan todo.

Cree que haciendo y siendo lo que los demás esperan un día verán sus necesidades. Cree que ésa es la manera de ser visto, siendo incondicional y permitiendo que todos abusen porque no sabe protegerse. Necesita a su madre para esos fines. Hace todo esperando el aplauso y la aprobación, su mirada siempre está hacia afuera.

Cuando eres gobernado por el niño sueles buscar parejas donde juegas el papel de niño o el del padre o madre, porque el niño cree que si juega a la mamá o al papá, el otro será el padre-madre que tanto necesita. El niño actúa con los demás en la fantasía de que así serán con él y suele vivir muchas decepciones y abusos.

Vivir gobernado por el niño es perpetuar la infancia para siempre, estás atrapado en la misma película del dolor vivido en tu infancia, sólo que ahora los personajes cambian y tus nuevos padres son tu pareja, tu jefe, tus hijos, tus compañeros de trabajo, amigos, o cualquier persona con la que te relacionas desde el niño porque empiezas a jugar las mismas dinámicas con todos.

El niño complaciente, necesitado, permisivo, fantasioso, rescatador, incondicional, sin límites, capaz de todo por reconocimiento, sin fortalezas personales, abusado por ti, por otros, victimizado, mal querido, sufriente, solo, abandonado, rechazado, traicionado por todos, triste, anulado, no perteneciente a nada, desprotegido y profundamente vacío.

Como verás, ser gobernado por el niño es profundamente doloroso y complejo. Hay personas tan heridas que en la mayoría de sus relaciones se comportan así, como niños. Hay tanto dolor y temas no resueltos emocionalmente que eliges perpetuarte en el niño y no crecer nunca hasta que alguien pague la infancia. Es muy fuerte observar personas llenas de recursos que eligen vivir desde este lugar tan victimizado y pobre. No se han enterado de que la infancia ya pasó y ya no son niños.

¿Qué papel juega el niño en el sobrepeso?

La comida es su premio de consolación ante la ausencia de amor. El niño endulza su amarga vida con dulce, se da afecto con un pastel, es adicto al azúcar y las harinas.

Imagínate qué pasaría si un niño tuviera dinero para gastar en lo que sea, muy probablemente lo gastaría en dulces.

El niño es adicto, compulsivo y apegado. El azúcar es su gran adicción, por eso cuando representan a una persona deprimida muchas veces la ponen acabándose el bote de helado y comiendo un pastel de chocolate. Es su forma artificial de consuelo ante una vida llena de sentimientos improcesables.

Francisco creció con una madre totalmente enojada con los hombres y fue muy dura y violenta con él cuando era niño. Su nana abusaba de él haciéndolo que la tocara y obligándolo a callar. Su madre nunca se dio cuenta, y si se dio cuenta no se quiso enterar, pero fue por mucho tiempo. Cuando creció un poco salió de su casa y empezó a tener una vida súper promiscua y con serios problemas de alcohol y drogas. Después de mucho sufrimiento dejó el alcohol y las drogas. Hoy Francisco es adicto al azúcar y podría comerse una caja de 20 donas en minutos. No ha destapado nunca los cajones de enojo y sufrimiento que su niño guarda en el interior y que siempre lo destruirán a través de comportamientos compulsivos.

Somos una caja de situaciones tan dolorosas, de memorias tan enterradas llenas de dolor y abuso que ni siquiera sabemos por qué comemos de manera tan compulsiva, tan adictiva, pero si lográramos ver y aprender a escuchar a ese niño que vive en el interior, podríamos ir sacando poco a poco todo ese dolor del interior. Tenemos toda una vida para ir limpiando años de dolor, no se trata de limpiarlo en un curso de fin de semana o en una terapia de un año, es un proceso de vida, es un largo proceso donde estar consciente de ti te permitirá integrar los dolores que la vida y las distintas situaciones van despertando.

Nunca terminamos de integrar dolor, todos tenemos mucho, propio y heredado de nuestras familias. Los dolores y las heridas de nuestros padres son nuestros también y nuestros dolores y heridas serán de nuestros hijos si no las resolvemos.

Desgraciadamente no tenemos una cultura de trabajo con el dolor, no somos personas conscientes de lo determinante que es el dolor en la salud de las personas. No tenemos ningún sistema de salud emocional que nos permita ir aprendiendo de nuestro dolor, desahogándolo y sanándolo. Vamos a terapia y sólo aprendemos a interpretarnos y a racionalizar lo que nos pasa, pero nadie nos enseña a sanar nuestras heridas.

Es por eso que muchas personas son gobernadas hoy por el niño, esta parte que contiene el dolor de nuestra historia, las necesidades afectivas no resueltas, una vulnerabilidad que no encuentra un lugar seguro donde ser escuchada.

- ¿Cómo te comportas cuando te expresas desde el niño?
- ¿Qué es lo que más necesita ese niño de otros?
- ¿Qué le duele a tu niño?
- ¿Qué le fue completamente negado?
- ¿Qué necesita hoy de ti?

El niño también tiene regalos maravillosos cuando trabaja a nuestro favor, es la vulnerabilidad que te hace ser auténtico, conectar con tu justa dimensión. Conectar conscientemente con el niño herido rompe tu ego y el caparazón y te pone ante tu verdadero yo y esto te da la posibilidad de actualizar tu manera de verte en una dimensión más real que cuando veías las cosas con menos conciencia, conforme vamos madurando tenemos mayor capacidad de mirarnos en una dimensión más justa y sana.

Eso que sentiste cuando eras niño y te hizo sentir culpable o avergonzado y que hoy, al darle una mirada desde otra madurez y perspectiva, te darás cuenta de muchas cosas que en aquel entonces, donde se quedó esa memoria dolorosa, no tenías la posibilidad de ver. Siempre es momento de actualizar e integrar experiencias que hoy podemos acomodar mejor en nuestro interior y que al hacerlo liberamos vergüenza y nos miramos más sanamente.

El niño herido es el camino para reinventarnos porque sólo podemos crecer en la vulnerabilidad, cuando nos rompemos en nuestra defensa, en nuestra visión de todo lo puedo, en nuestro caparazón. Cuando eres un adulto vulnerable encuentras una dimensión de ti que conmueve, sensibiliza, flexibiliza.

En el niño están las heridas neurálgicas que todos tenemos, las heridas de origen que son el dolor primordial de todos los seres humanos: la herida de rechazo y la herida de abandono. Éstas son heridas que están insertadas en las raíces de nuestra personalidad y en lo más profundo de nuestro dolor. Son dolores que tienen que ver con la ausencia de vínculo y afecto, que es la capacidad de amar que va más allá de dar todo lo que necesitamos y medio estar. La capacidad de vínculo es un estado de presencia absoluta, conexión y afecto profundo.

La herida de abandono tiene la característica de hacernos totalmente desestructurados e incapaces de ser nuestro propio sostén en todas o en algunas áreas de nuestra vida. Nos quedamos en una posición de niño eterno, necesitado de padres y de quien llene sus necesidades, es como si se congelara el crecimiento, y en partes de ti, sobre todo afectivas, eres ese niño victimizado e incapaz de sacar adelante su vida. Eres fusional, dependiente y lleno de necesidades, para ese niño nada es suficiente para llenar el vacío.

En la herida de rechazo es lo opuesto, eres una persona que no sabe relacionarse, prefiere la soledad, es autosuficiente y le cuesta trabajo interactuar con otros. No se siente perteneciente a nada ni considera ser una persona importante para otros, por lo que siempre resuelve por sí misma y le cuesta pedir ayuda. Es una persona introvertida, muy capaz de hacer trabajo en soledad, pasa desapercibida en general y no causa problemas ni hace ruido. Odia ser vista y llamar la atención. Es de bajo perfil y prefiere su espacio, su soledad, su lugar seguro, sus libros, su trabajo, que suele ser en solitario.

Alguna de estas dos heridas podría ser más fuerte en tu personalidad que la otra, o de pronto estar en una y en otras situaciones pasarte a otra. Lo que es un hecho es que todos tenemos parte de estas dos heridas neurálgicas y están en la memoria de ese niño que habita en nuestro interior y que una de sus características es que se manifiesta con comportamientos y emociones abruptas e irracionales.

Suele ser mucho más rápido que tu pensamiento y cuando menos te das cuenta ya estás sintiéndote así. Cuando estás viviéndote desde el rechazo empiezas a sentirte aislado, que no perteneces y que las personas te rechazan y no quieren estar contigo, cuando es sólo una experiencia proyectiva de lo que estás sintiendo y que no asumes como propia, lo ves afuera con tu pareja o con tu familia, como una falta de aceptación de las personas contigo. Una persona con un fuerte rechazo vive así completamente sola, aislada, no perteneciente.

En la herida de abandono es casi lo opuesto, cuando se activa quieres llamar la atención, confirmar que les importas a los otros y que estarán contigo, haces más cosas para que te vean, te enfermas, te accidentas, pierdes el trabajo, entras en conflictos permanentes. Te conviertes en la víctima necesitada y eso te hace encontrar personas que te escuchen, te ayuden, te carguen para no sentirte solo. Te sientes de pronto un niño perdido, sin amor, con una vida complicada, todo es enorme y muy difícil, eres un drama andando y sin recursos para salir adelante.

Ambas heridas son parte del niño y es una parte muy importante de nuestro interior porque necesitamos conocerla, ser conscientes de cómo se activa, ante qué circunstancias y cómo acompañarnos para que el niño no tome el control de tu vida. Cuando el niño se activa necesita encontrar en ti un MA–PA, un padre y madre que le ayude a salir de su dolor, a entender que no está solo, que todo está bien, a desahogar por momentos su miedo y su dolor. Es válido desahogar en conciencia lo que sentimos desde el niño, pero entendiendo que es una vieja memoria que necesita contención sin ser secuestrado por esa realidad.

El reto del adulto es darle contención a ese niño, acompañarlo pero no quedarse atrapado en su realidad, que tu adulto sea más fuerte para acompañar esas crisis a veces grandes, en otras ocasiones más pequeñas y volver a establecer el equilibrio del adulto en el aquí y el ahora. Todos los adultos tenemos la capacidad de darle contención a nuestro niño herido si somos conscientes de que se activó, si conocemos qué necesita, si nos hacemos responsables de nosotros, si aceptamos que tenemos un niño que sigue en nosotros, que tiene un dolor que nos pertenece y que no se va a ir nunca. Jamás dejarás de tener un niño herido, la única diferencia será que si te haces consciente de tu niño, ese niño dejará de secuestrarte y poner tu vida de cabeza, cada vez será más fácil contener tus memorias dolorosas e integrarlas a lo largo de la vida, porque todos tenemos dolor que vamos integrando a nuestra existencia.

Recuerdo un paciente hace muchos años que me decía que sanó a su niño herido en un taller de varios días y que ya no tenía niño herido. Nada más equivocado que eso, era muy claro que su niño herido estaba controlando su vida sentimental sin que él se diera cuenta, porque pensó que ya lo había dejado en un curso de fin de semana, o en una terapia. Hay corrientes que sólo llenan nuestra cabeza de muchas teorías pero aplastan nuestras emociones. Las heridas no se sanan entendiéndolas, se sanan sintiéndolas en conciencia con un MA-PA capaz de darles un espacio de contención y vulnerabilidad consciente.

El niño suele ser la parte más importante de nuestros estados internos porque contiene nuestras heridas más profundas, fantasías y miedos. Cuando no lo conocemos y pensamos que ya lo dimos en adopción, lo tenemos completamente desconectado porque siempre estamos mirando hacia afuera de nosotros, racionalizando, siendo productivos, rescatando a otros, al pendiente de varias personas y abandonando totalmente al niño de nuestro interior.

En la medida en que sanemos a este niño, el sobrepeso terminará, porque el niño es el dueño de nuestros comportamientos compulsivos, impulsivos, cargados de emociones que no sabemos escuchar y que decidimos tragarnos a través de un plato lleno de pasta con mantequilla y crema.

Si observaras ganarías un poco de poder antes de que el niño te gane y comas algo que simplemente no te cae bien. El niño nos gana, y como solemos estar desconectados de nosotros cuando menos nos damos cuenta ya comimos algo, no hay nada que nos detenga. En un proceso de autoconocimiento y sanación el niño va perdiendo fuerza y da mucho más espacio al adulto para decidir si se lo va a comer o no y cómo lo va a hacer.

El niño herido no disfruta, no mastica la comida, no huele, no elige con conciencia. Es un pequeño glotón adicto al pan y al azúcar que ante la menor provocación toma el control. Debemos tener muy claro que cuando se activan las heridas, los miedos y los dolores, cuando ignoras lo que sientes y estás abandonando al niño, éste toma fuerza y empieza a controlar tu vida. El niño se pone a dieta teniéndolo consciente y desahogando la energía que lo carga, que es energía emocional.

Una forma muy buena de mantener al niño sano es teniendo buenos afectos, momentos de disfrute, alegría y aprendizaje. Momentos y personas con las que te sientes aceptado, auténtico, feliz. Hacer cosas que te hagan sentir útil, creativo, con sentido. Si tu trabajo te encanta, si amas a tus hijos, si tienen amigos afectuosos, si construyes un mundo sano donde tu niño encuentre espacio para ser amado, aceptado y nutrido, ésa es otra forma poderosísima de sanar el dolor.

El gran problema de vivir esto que se escucha muy bien, es que resulta muy complicado construirlo cuando tienes en el fondo un esquema o guion donde la vida es jodida, el amor no existe, el mundo es amenazante, no hay que confiar en los otros, a nadie le importas, el amor es dolor, y no eres valioso, suficiente ni merecedor de abundancia en todos los sentidos.

Hay que hacer un trabajo terapéutico para poner al niño más o menos funcionando para que puedas elegir una forma de estar en la vida más feliz y amad@. El niño herido es un experto saboteador de la felicidad si en el fondo siente que no la merece. Entonces cuando te pones al mando y conoces al niño vas acompañando los momentos en que esto pueda pasar y reparando lo que haya que reparar para mantener sanas tus relaciones.

Es muy difícil sentirte amado y perteneciente, sentirte a salvo y confiado en tu propia piel cuando hay muchas experiencias dolorosas que no te permiten fluir. Puedes pensar que lo tienes y que lo construyes, pero al final siempre hay un sentimiento de no ser perteneciente, que ante la menor provocación todo se acaba. Si no trabajamos al niño herido todo se vive con angustia, queriendo quedar bien, sintiendo poca conexión, con la idea de que se van a dar cuenta que no eres tan valioso y te van a rechazar. Con un sentimiento de impostor, de que te van a dejar de querer o se va a terminar en cualquier momento.

Cuando trabajamos para ir sanando todo eso y ponerlo en la conciencia empezamos a elegir naturalmente lo sano, restituimos el sistema sano de nuestro interior que tiende a la vida, al equilibrio y al bienestar. No tiene que ser una lucha o una pelea, naturalmente se te antoja comer sano, no quieres pararte de la mesa con dolor de estómago por comer tanto o no quieres comer justo eso que te irrita o te cuesta digerir, lo principal es sentirte bien. Cuando trabajas con tu niño herido un día alcanza para elegir eso que te hace bien, un día alcanza para disfrutar sin exceso.

Naturalmente te alejas de la gente tóxica, empiezas a elegir espacios y personas más felices y sanas. No permites que nadie te lastime o te use porque no hay en ti una realidad así. Si te tratas con respeto, inmediatamente te va a brincar un acto de abuso y no lo vas a permitir.

La vida empieza a fluir de verdad, y vuelves a conectarte con ese maravilloso niño sano que todos tenemos y que tiende al amor, a la vida, a la generosidad, al disfrute, es la parte que sí sabe amar. Tiene capacidad de asombro y cada persona o situación es una oportunidad de descubrir, aprender y expandirse. Un día ya no necesitas tanto para hacerte saber que eres valioso, un día agradeces todo lo que eres y disfrutas lo que hay de la piel hacia adentro. Un día te sientes a salvo en tu propia piel y entiendes que todo es parte de un plan perfecto que necesitas caminar para crecer y evolucionar. Un día esto se convierte en tu rutina y puedes sentir lo maravilloso que hay detrás de todo, pues tras todo dolor y todo conflicto había mucho amor, mucho crecimiento y oportunidad.

El niño sano es nuestra mejor parte; con él, el disfrute es expansión de conciencia. Gracias a él empiezas a saber qué es amar de verdad, te sientes cerca, vivo, presente, conectado. Todas las veces que te sientes íntimo, cercano, completamente sumergido en lo que vives, abierto del alma, expandido y presente, estás amando. Eso es el amor y nace del niño verdadero de tu interior. Ahora entenderás por qué a este mundo le falta tanto amor, hay mucho niño herido que gobierna todo sin que nos demos cuenta.

No hay error, todo lo que somos es lo que necesita nuestra alma para crecer y evolucionar. Hazte un buen MA-PA de tu niño y camina pacientemente por un sendero de transformación donde lo de menos es bajar de peso, eso será algo natural que se reestablecerá poco a poco y sin desgarre. Ya lo has iniciado y quizá este libro sea parte de eso que hoy necesitas escuchar para seguir avanzando, lo importante es que no te detengas para que un día, quizá sin darte cuenta, el sistema sano sea parte de tu vida y descubras lo perfecto y sabio que es todo.

El niño herido y el juez tóxico son sistemas que se nutren entre sí. Cuando hay energía en uno también la hay en el otro. Esto quiere decir que cuando más crítico y duro te pones en una situación se activa el niño herido en el momento en que estás usando al juez tóxico para lastimarte por alguna situación. Todas las veces que te persigues y te criticas por comer les estás dando poder a ambas partes. En el juez tóxico que ama dar de palos y rechazar partes de ti, ese comportamiento activa al mismo tiempo al niño herido que siente en eso tu rechazo.

Es por eso que debemos de tener conciencia de nuestro comportamiento, porque sin darnos cuenta activamos estos dos estados interiores y nos consumen autoestima de inmediato. Estos estados se encuentran en automático y sin nuestra conciencia nos llevan al sistema enfermo y podemos quedarnos atrapados ahí por mucho tiempo sin darnos cuenta.

Hasta ahora hemos hablado del juez que se puede expresar desde el sistema enfermo, que es el juez tóxico, o desde el sistema sano, que es la capacidad de estructurarnos y contar con toda la energía de autoridad a nuestro favor. Hemos hablado también del niño, que podría ser expresado desde el sistema enfermo, desde el niño herido, o desde el sistema sano, que es la alegría y la capacidad de asombro.

Hay otra parte de nuestro interior que también tiene mucha fuerza y que puede tener un gran protagonismo en nuestros autosabotajes en la vida. Este personaje es el yo rebelde y es una parte de nosotros con mucha fuerza. Desde el yo rebelde tenemos comportamientos como de un adolescente al que no le gusta que le digan lo que tiene que hacer, que no le gusta el control y quiere ser libre. Nuestro yo rebelde se manifiesta con enojo, el cual es la gran fuerza que lo distingue, es un gran motor de esta parte. Muchas personas tuvieron padres muy autoritarios y desarrollaron un yo rebelde muy fuerte y hoy no soportan la autoridad.

El yo rebelde es creativo, hacedor de caminos, competitivo, no le gusta sentirse atrapado y podría ser una parte que no le gusta sentirse controlada ni comprometida o atada. Las personas que tienen un yo rebelde muy fuerte suelen utilizar el enojo como un gran motor de vida, son controladoras porque no les gusta la incertidumbre ni la vulnerabilidad, pero odian sentirse controladas.

No confían, son muy mentales, creen tener siempre la razón, tienen un ego muy fuerte y defensivo. Suelen ser postergadoras, distraídas, suelen decir mentiras o pensar que todo mundo les miente. No confían fácilmente en las personas y tampoco es fácil que conecten íntimamente. Aunque son muy buenas para tener amigos y ser carismáticas, en realidad pocas personas saben lo que hay en su interior porque no se permiten ser vulnerables. Suelen estar enojadas con el padre del sexo opuesto; de hecho, suelen ser una parte que está conflictuada con el sexo opuesto.

El yo rebelde creció como un caparazón para cubrir con defensa y fuerza el dolor de sentirse traicionado por alguno de los padres. Es común que las personas con un yo rebelde muy alto hayan tenido una relación dolorosa con alguno de los padres con el que se sintió traicionado y que perdió la confianza totalmente en él y con esto su confianza en el sexo opuesto.

El yo rebelde no es muy leal, le gusta experimentar y de manera natural podría mentir y manipular. En el fondo tiene una herida de traición que lo podría hacer una persona que traicione con facilidad a su pareja o diga cosas que no cumpla. Le cuesta mucho la estructura y es casi completamente desestructurado en algunas áreas. Le gusta dejar las cosas al último minuto y termina haciéndolas, pero sólo con un alto nivel de estrés, no es planeador y ama ser espontáneo y de pronto hacer cosas fuera del guion, como irse a la playa sin planearlo o hacer una fiesta de pronto.

Son buenos para ser amigos, para divertirse son geniales, pero también pueden ser agresivos e intolerantes. Aman ganar las discusiones y son *contreras*.

Cuando somos gobernados por el sistema rebelde no sano, tenemos comportamientos que de pronto nos hacen sentir enojados con nosotros mismos y avergonzados por ser agresivos o deshonestos. Son seductores —imagínate lo atractivo y poderoso que es expresar la fuerza de la juventud—, son muy joviales y llenos de vida que conquistan con facilidad porque se ven seguros, fuertes, autosuficientes e ingobernables.

Bueno, desde mi visión de mujer ya describí perfecto el yo rebelde de varios hombres que me vinieron a la mente por su alta energía en este estado, pero en las mujeres con el yo rebelde alto es exactamente igual, son *rompeesquemas* y llenas de energía y pasión. El yo rebelde es una parte que cuando se expresa en un sistema sano es muy potente, es la fuerza del cambio, pone límites muy claros, sabe pedir lo que necesita, tiene una gran capacidad de emprender, hace cosas nuevas, es muy libre.

Todos necesitamos un estado rebelde activo, que no domine nuestra vida pero tampoco que no esté presente. Como en todos los estados, el problema es cuando tiene mucha energía y no está dirigido por el adulto. Si tuviste padres muy duros y controladores pudieron aplastar ese estado, no te permitieron ser rebelde. Eso se ve hoy en tu falta de derecho a enojarte, revelarte ante lo establecido o ser un buscador de nuevos caminos. Buscas seguir las reglas, ser muy *by the book* y no hacer nada fuera de lo esperado o correcto. Los padres podrían haber reprimido su propio estado rebelde y no haberte modelado ningún comportamiento en ese sentido o también podría ser que tuviste un padre o madre tan rebelde que en una búsqueda de equilibrio elegiste ser tú la estructura y el orden de esa casa que tenía muy poco de eso.

Angélica creció con un papá que un día tenía trabajo y al otro ya lo había perdido, un día le iba muy bien y gastaba todo el dinero y al otro tenía que salirse de la escuela porque su papá no había pagado la colegiatura, un día vivían en una casa muy linda y en otro momento en un cuarto de azotea. Ella recuerda a su papá como un tipo brillante y bastante narcisista, pero sin ninguna estructura, era muy inteligente y creativo, pero no podía sostener trabajos ni estabilidad. Ella creció rápido y hoy es súper estructurada en todo, no puede soportar que las cosas no estén en control porque experimenta la incertidumbre que vivió de niña con un papá completamente gobernado por su yo rebelde y que no sabía dar seguridad y estructura en ningún sentido.

El yo rebelde podría ser la parte de ti que no respeta tu autoridad cuando buscas ponerte a dieta, si es una parte con mucha energía no le gusta para nada sentir que no puede comer lo que se le antoja o hacer lo que desea. Es como un adolescente enojado que no está dispuesto a seguir ningún régimen ni sentirse limitado en su vida.

Eso se puede expresar en muchas áreas de tu existencia, en un problema de estructura y luego seguir las reglas o estar siempre muy libre. Las personas en rebelde buscarán trabajos donde no tengan jefe o ellas sean el jefe, pero tendrán un problema en dar órdenes con seguimiento y tener estructura en las metas de la empresa. Tal vez la persona será buena vendedora o hacedora de caminos, pero si no tiene una parte de estructura interna podría perder con facilidad el rumbo y ser muy poco consistente en lo que hace.

Todos en una etapa de nuestra vida fuimos adolescentes, en esta etapa se requería experimentar libertad, la fuerza del coraje para vivir cosas nuevas, tener visiones propias, rebelarte contra la autoridad en general, experimentar ser tú y crear tu propia versión de la vida. ¿Cómo fue tu adolescencia? ¿Pudiste vivir todo esto?

Podemos quedarnos atorados en una o varias etapas de la vida en las que no pudimos integrar las tareas que correspondían, por diversos motivos. También pudimos quedarnos atrapados en esa etapa porque no quisimos convertirnos en adultos y ser chavo-rrucos por siempre. Hay tantos factores por los que este estado se quedó gobernando tu persona que sería muy difícil describir todos, pero lo que es un hecho es que tu yo rebelde, cuando está muy presente en tu personalidad ya adulta, habla de que tienes que cerrar temas con la adolescencia y que estás enojado con la autoridad por alguna poderosa razón. Porque no tuviste adolescencia, porque la tuviste de más, porque fue violenta, porque la necesitaste para defenderte, etcétera.

Cada estado interactúa entre sí, hay estados que se complementan y trabajan en equipo, pero eso sólo pasa cuando está el sistema sano. Tener el sistema sano quiere decir que es el adulto quien dirige todos tus estados y la energía está distribuida de manera inteligente. Si un día estás haciendo un entrenamiento en que se necesita toda tu energía del juez, entonces cuentas con ella y la utilizas, después, cuando sales de tu entrenamiento y llegas a tu casa y estás con tus hijos puedes utilizar a tu niño libre para jugar con ellos y disfrutarlos.

Cuando el juez decide que bajará su consumo de azúcar y harinas, o hará ejercicio porque es claro que necesita hacerlo para estar mejor, el rebelde puede darle todo el avión y hacer su plan de alimentos y hacer las compras de lo que vas a comer, pero a la hora de estar frente al pan cómertelo sin ningún problema, porque quien controla la acción es el estado que tiene más energía en tu vida.

El rebelde también tiene heridas que sanar y éstas tienen que ver con la pérdida de confianza en las personas: algo en tu historia te hizo vivir una o varias traiciones que pudieron inflar este estado como un modo de defensa y hoy ser completamente rebelde por un miedo a ser traicionado de nuevo o ser vulnerable.

Da mucha más seguridad ser una persona enojada y que no permite que la pisoteen, ser controlador y dar la impresión de ser fuerte y con personalidad ingobernable a ser ese niño que esperaba protección, amor y que le fue negado. El rebelde nos protege cuando ser vulnerable fue muy doloroso, pero hoy podría estar saboteando tu vida en muchos sentidos, porque una persona en rebelde tampoco puede construir relaciones de pareja sanas. Como su conflicto es con el sexo opuesto hay una relación de amor-odio con los hombres o las mujeres de su vida, y termina con juegos sin llegar a la vulnerabilidad y honestidad. Esto va dejándolo frustrado y cansado. Como si nunca encontrara lo que necesita.

Pero en realidad no se da cuenta de que tiene que sanar y permitir que el niño herido toque su vida y venga a recordarle lo que es, lo que le duele y a permitirse vulnerabilidad y contacto con sus emociones. Una persona así debe tomar una terapia que la lleve a su niño y sus emociones, a permitirse bajar su defensa sanando al niño herido que hoy no tiene espacio para manifestarse. Cuando vas sanando estos dolores que te hicieron quedarte en la defensa del rebelde vas reconciliándote con la autoridad, flexibilizando tus actitudes defensivas e integrando aspectos de ti que te hacen mucho menos defendido e intolerante.

Un rebelde que no sana su dolor tendrá siempre parejas con las que termina queriendo controlar y sin permitirse ser vulnerable.

Generará dinámicas donde de alguna manera desquita su dolor y construye realidades, donde confirma que el sexo opuesto no es confiable y que ser vulnerable nunca será una buena opción. El rebelde es caparazón, enojo profundo y falta de confianza.

El rebelde come porque nadie lo va a limitar, ni a decirle lo que puede o no hacer, al final él no lo necesita porque no le importa si no lo quieren gordito, si lo van a querer que lo acepten como es, él es feliz tragando lo que le place. Éste podría ser el diálogo interno del rebelde.

Para cerrar el estado rebelde te diría que para bajar su energía, si distingues que la tiene muy alta, necesitas por un lado trabajar terapéuticamente para que te ayuden a conectar con tus emociones y tu vulnerabilidad, no busques una terapia para intelectualizar tu conflicto, eso te lleva sólo a la cabeza, no sirve. Consigue una terapia corporal, Gestalt, terapia somática, terapia de heridas emocionales como la que trabajamos en mi clínica Hera. Otro aspecto muy importante de trabajo terapéutico es entrarle al conflicto que tienes con la autoridad. ¿Quién era la autoridad en tu vida? ¿Qué clase de autoridad ejercía? ¿Tenías autoridad? ¿Cómo traicionaron tu confianza de niño? Quizá el amor a esa madre que no era lo que esperabas, quizá el amor a ese padre que era infiel a tu madre, quizá tantas cosas como historias y personas, ese viaje es personal y vale la pena que entres al fondo.

Reconciliación no es sólo entender a tus padres o entender las situaciones que viviste, son sobre todo procesos de entrada a partes de ti que sienten dolor profundo, que sangran cuando tocas esas memorias, es atreverte a ir a ese infierno acompañado de ti mismo y de un terapeuta que te ayude a regular tu manejo del dolor. Hoy sé que no se trata de desgarrarnos hasta sentir dolor en el tuétano. Ese dolor es real. Cuando tocamos dolores históricos, dolores sistémicos muy profundos, el dolor puede ser tanto, que si no sabemos regularnos nos duele hasta los tuétanos. No es necesario eso, hay que ir aprendiendo a darnos cuenta cuánto dolor podemos contener y abrir poco a poco esos apartados interiores. Se trata de irnos abriendo poco a poco y aumentar la capacidad de contenerlos y digerirlos.

Todos los cursos y las terapias que nos ponen ante mucho dolor que no podemos contener sólo nos retraumatizan, ponen a la gente en una catarsis a la que muchos incluso son adictos, y después de sentir todo ese dolor no pasa nada o pasa muy poco, y con el tiempo ese dolor vuelve a posicionarse en tu vida porque sólo lo sacaste a la superficie, te puso una revolcada pero no pudiste digerirlo e integrarlo.

Es como si tuviéramos hambre y nos diéramos un pasón de comida, el cuerpo podrá integrar lo que necesita y lo demás lo desechará. La diferencia es que también tragamos el dolor pues no estamos bien preparados y lo demás regresa al interior, que es donde pertenece. Necesitamos saber que el dolor es un trabajo que requiere compasión, presencia absoluta, vulnerabilidad, contacto con el cuerpo y paciencia amorosa.

Como verás, somos muy complejos y tenemos muchas partes que nos hacen de pronto actuar desde distintos lugares, habilidades y también dolores. El desfile de partes de tu interior aún no ha terminado, nos queda un personaje no menos importante y muy interesante también.

La madre

La madre es una parte importantísima y un estado en nuestro interior que podría ser determinante para construir una vida llena de hábitos nutritivos a nuestro alrededor o podría ser una parte súper complaciente y alcahueta que nos justifica, sabotea y no nos permite ser sanos y equilibrados.

La madre nutricia es una parte que nos hace ser personas súper cálidas y comprensivas, empáticas y como una gran madre para muchas personas. Cuando tenemos ese estado fuerte nos gusta ayudar a otros, pensamos mucho en los demás, siempre traemos temas que estamos resolviendo de alguien, cargamos los conflictos de otros y tenemos una fuerte culpa cuando no apoyamos a cualquier necesitado.

Cuando esta energía es muy fuerte se convierte en una madre tóxica, que no sabe mirarse, que no sabe cuidarse ni conoce cuáles son sus necesidades. Su enfoque está siempre fuera y no sabe mirarse. Da, se entrega, es incondicional, cuida, resuelve y carga con mucho.

Si creciste con una madre así, es un peso que cargas en la espalda. Muy probablemente era una mujer que esperaba mucho de ti y que de alguna manera te cargó. Expliqué este estado en el capítulo de la vergüenza. Ese capítulo describe a la perfección el comportamiento de la madre tóxica y todas las características del comportamiento de ese estado.

No me detendré para explicarte el comportamiento como en los otros estados, mejor hablaremos de cómo este estado podría convertirse en un aliado y qué tendría que trabajar una persona que esté atrapada en la madre tóxica todo el tiempo.

En el capítulo de la vergüenza describía el dolor y la herida de este estado interior. Este dolor es una herencia del linaje, es una vergüenza transgeneracional que de alguna manera cargas. Hace poco hablaba con una mujer que vivía en un pueblo de Oaxaca, ella me platicaba desesperada que estaba muy preocupada por su hija de 21 años porque unos meses después de tener un importante sobrepeso había bajado mucho. Se puso a hacer ejercicio, a tomar medicamento para bajar y ahora estaba irreconocible. El problema es que desde que bajó de peso estaba fuera de control buscando hombres para tener sexo incluso en su propia casa. Cuando mi paciente describía todo dejaba ver mucha vergüenza, y al preguntarle de su relación con los hombres me dijo que tenía 30 años sin una pareja porque no quería que nadie hablara de ella en el pueblo y la juzgara.

Una persona con vergüenza está sumamente preocupada por el qué dirán, incluso reprime por años su necesidad con tal de que no la señalen y hablen mal de ella. Claro que todo lo que reprimimos lo actuamos o lo actúan nuestros hijos, y ese demonio que estaba enterrado lo sacó su hija yéndose al otro extremo. Ahora todos hablaban de su hija en el pueblo como una fácil y ella no podía con la vergüenza, estaba muy mal.

Lo que ocurrió durante tantos años hoy estaba frente a ella, representado en su hija, una persona a la que ama profundamente, lo que la obliga a ser más compasiva y tratar de hacerlo de la mejor forma, por eso pidió ayuda. Esta circunstancia debía de ser vista con una mayor perspectiva, no como el problema de su hija sino como el problema del sistema. Era una oportunidad de sanar su vergüenza.

¿Cuál es la vergüenza que te heredaron tus padres? Como decía, este estado se llama la madre, porque está casi siempre relacionado con la vergüenza de la madre más que con el padre, pero podría ser de ambos.

Casi siempre esta vergüenza tiene que ver con un tabú sexual, con temas de color de piel, racismo, códigos postales, etcétera. Pero aquí el tema importante es entender que en este estado se trabaja casi siempre con el dolor de la madre y aspectos que ella fue transmitiendo producto de su historia, su educación o, como ya decía, su dolor. Hay que observar si fue sólo de ella o también del padre. El padre sin duda también transmite su vergüenza.

El estado de madre tóxica se conecta mucho con el estado de niño herido, y se activan en conjunto. Cuando tenemos mucha energía en ese estado tenemos también mucha energía en el niño abandonado. Cuando estamos operando desde el sistema tóxico ambos están muy activos. Nos abandonamos por estar pendientes de todo menos de nosotros.

Imagínate que este estado trabajara a tu favor, que toda esa capacidad de empatizar y nutrir se manifestara para cuidarte, nutrirte y elegir lo que te hace bien. Si eres una persona que puede hacer eso con otros, puedes llevar esa energía hacia adentro y ser una buena madre de ti. Esto se logra cuando tu vergüenza se va sanando y te conectas contigo, cuando rompes el hielo que te desconectó de ti y te puso a buscar fuera eso que necesitabas dentro de ti. La buena noticia es que todos tenemos ese estado y podemos hacerlo más fuerte en la medida en que vamos tomando decisiones todos los días de cosas que nos hacen sentir bien, desde la comida que nos llevamos a la boca hasta las personas y actividades que vamos eligiendo desde nuestro bienestar.

Todas las veces que comemos sano, hacemos ejercicio, no atropellamos nuestro bienestar, cuando miramos nuestra necesidad, cuando dejamos de hacer cosas para complacer las expectativas y necesidades de otros y hacemos cosas que nos ponen bien, cuando ponemos voz a lo que sentimos y dejamos de tragarnos lo que sentimos porque a nadie le interesa escucharlo.

La madre nutricia interna se toma esa medicina emocional todos los días y con esto va nutriendo esta parte sana de sí misma. Si elegimos conscientemente experiencias y personas que nos nutren entonces estamos dándole energía a la madre nutricia y las elecciones de todos los días hacen que alcance para más y más hasta que nutrirte y sentirte bien sea una necesidad y ya no una lucha con la parte que es adicta a lo tóxico. Al principio lo sano es muy extraño y ajeno; la paz, el amor, el bienestar podrían ser algo muy amenazante cuando tu energía siempre ha estado eligiendo lo tóxico. Pero con el paso del tiempo ya no podemos vivir en la ansiedad, en la defensa y haciendo cosas que no nos hacen sentir bien, entonces empezamos a fluir naturalmente en lo sano.

La madre nutricia es una conquista de todo un tiempo dedicado a elegir pensando en tu bienestar, en lo que necesitas y te hace sentir bien, ante todo. En el sistema enfermo haces cosas por los demás, aunque eso te ponga en guerra contigo por necesidad de aceptación o por culpa. Pero en el sistema sano eso ya no es posible porque sabes el precio tan alto que es sentirte en guerra contigo y todo el sistema enfermo que activas cuando permites eso.

El sistema enfermo es todas las partes de nuestro interior operando desde la inconsciencia y cargadas de dolor. El juez persiguiéndote y buscando criticarte todas las veces que te equivocas o haciéndote todo un rígido perfeccionista sin derecho a ser tú ni a disfrutar nada porque algo falta siempre. Un niño herido que es capaz de hacer todo por ser amado y pagar el precio de la automutilación emocional, un niño herido lleno de rechazo y aislamiento que no se siente merecedor de amor. Al final, un niño abandonado y rechazado por ti. Un yo rebelde que se defiende de todo y no confía en nadie, que no sabe construir nada sólido, aunque tenga todo el potencial porque está peleado con la autoridad y no sabe tener disciplina y límites, y ya para rematar, una madre tóxica interesada en todos menos en ti, cargada con las responsabilidades de todos menos las tuyas y resolviendo la vida de muchos, menos la suya. Suena horrendo, ¿no? Pues vivirlo es un infierno.

Para poner a todos a trabajar en el sistema sano hace falta, primero que nada, que conozcas perfecto cómo opera cada uno de estos estados en ti, qué les duele, con quién están aliados, si es con tu padre o con tu madre. ¿Qué dolores están detrás de estas alianzas? Tienes que saber que el niño está cumpliendo una promesa de cuando eras un niño. ¿Cuál es la promesa que está cumpliendo tu niño? En relación con amar, ser lastimado, proteger, ¿a quién y por qué? Por ejemplo una promesa de la niña podría ser nunca volver a ser atractiva para no ser abusada. Si no conoces a tu niño no sabrás las promesas que se hizo.

Debemos conocer los dolores, las creencias, las promesas, las alianzas, lo que resguardan y lo que han hecho bien en tu vida para que sobrevivieras. Ésa es una tarea muy importante. Sentirte agradecido y cercano a cada una de tus partes y entender perfectamente qué parte cuidan y no desprotegerte. Todas las partes de tu interior protegen algo de ti, no ser lastimado, cumplir valores, ser amado, aceptado, tener compañía. Hoy que eres el adulto que toma el mando de tu vida y empiezas a operar desde el sistema sano, debes cuidar todas esas partes para que no se activen porque se sienten desprotegidas. Por ejemplo, si tu niño herido ha logrado que los demás lo carguen desde la posición de víctima, ¿cómo podrías hoy lograr que se sienta apoyado y guiado desde un lugar sano y no desde la manipulación? El sistema sano construye relaciones que aporten afecto y compañía, apoyo de manera adulta y responsable y entonces el niño ya no necesita la manipulación.

Así, cada parte tiene una necesidad que hoy debes aprender a proveer de manera muy consciente para que no se sientan desprotegidas y vuelvan a activarse. Hay que hablar y tener diálogos con nuestras partes, diálogos donde pongamos en paz sus impulsos y miedos y donde les expliquemos lo que estamos haciendo para mantenerlas en paz.

Es como si llegaras a una empresa que ha operado siempre con poco liderazgo, cada quién ha hecho lo que creía mejor para sacar adelante el trabajo, tienes una serie de personas con distintos temperamentos y cualidades, y han estado mucho tiempo haciendo lo que han podido en la empresa, personas de mucho tiempo que han hecho bien su trabajo pero que hoy necesitan renovarse y cambiar. No puedes despedir a nadie y parte de tu reto es inspirarlas e integrarlas al nuevo proyecto donde se busca un cambio y una transformación de la empresa.

¿Qué tendrías que hacer para integrarlas al cambio?, porque si eres nuevo y crees que por ser tú y tener buenas ideas ellos te van a seguir estás muy equivocado. Antes de seguir leyendo te pido que escribas cinco estrategias para lograr inspirar e integrar a estas personas a tu nuevo proyecto.

1)

2)

3)

4)

5)

Observa que muy probablemente todo lo que escribiste tiene que ver con tomarlos en cuenta, conocerlos, escucharlos, darles el reconocimiento, hacerles saber que estarán mejor, ganarte su confianza, etcétera. Deben saber que eres confiable y que vas a respetar y valorar lo que han hecho bien. Tienen que saber que todos van a estar mejor porque ahora van a tener lo que necesitan de una mejor manera y sin tanto sufrimiento, algo muy importante es entender que esto es un proceso y no perder el enfoque. Nada cambia de fondo de la noche a la mañana. Hay que tener la meta en claro, ser constante y mantener la motivación para que todos se sientan parte del cambio.

No se trata de eliminar a la madrastra interna o al niño herido porque no coopera o estorba, debes aprender a trabajar con cada uno, con sus defectos y con sus virtudes, y saber que siempre estarán contigo hasta el día que te mueras. Tenemos toda una vida para tomar el mando de esta enorme empresa que eres tú, y hoy todos los pasos a la conquista de eso te van dando fuerza, esperanza y alegría.

El sistema sano siempre necesita un adulto consciente para que lo dirija, y un adulto lo es en la medida en que está al mando, observando lo que ocurre en tu interior y sus reflejos en el exterior que le dan el *feedback* perfecto para mirar nuevas partes y descubrirnos cada día un poco más. Las personas con las que compartimos la vida nos van permitiendo mirar con mayor profundidad nuestros estados, y hay personas que nos detonan partes de nosotros que no conocíamos pero que no por eso dejan de ser nuestras. "Conócete a ti mismo", decía el gran maestro griego Sócrates.

Creo que necesitamos conocer a muchas personas y tener muchas parejas antes de estar con la definitiva, cada una de las que encontramos en nuestro camino y con las que compartimos nuestra intimidad nos van enseñando materias de vida y despertando capacidades, dolores y nuevas experiencias insospechadas.

Sólo se abren esos capítulos tan profundos cuando amamos a las personas y sólo nos sentimos heridos cuando amamos. Porque eso sí creo que es una ley de la vida, los que te aman y a los que amas los vas a lastimar y ellos lo harán contigo por el nivel de vulnerabilidad que hay en esas relaciones. De eso está hecho el proceso doloroso de la vida y del aprendizaje, todos nos lastimamos de alguna manera, algunos más que otros, pero podría firmar que a todas las personas que has amado te han lastimado de alguna forma. Hay quienes nos han puesto ante dolores insospechados de nuestro interior, dolores y heridas que nos ponen en el infierno. Nunca sabes qué tipo de lección aprenderás de la persona que tienes enfrente, no sólo experiencias dolorosas, también experiencias de amor y aprendizajes bonitos.

El gran problema es que no lo tenemos claro, pensamos que el amor es ser felices para siempre y no es así, todos vamos cambiando, todos tenemos un lado herido y eso será parte de la experiencia. Todos nos vamos a lastimar de alguna forma y todo será para aprender y crecer. Solemos sentirnos víctimas de los otros, llenos de rencor por lo que nos hicieron.

Hay personas muy lastimadas que llegan a tu vida y de alguna manera te enganchas desde tu propio dolor en un juego que termina siendo muy aleccionador para ti y el cual debe terminar cuando te das cuenta de que no es sano. No debemos permitir ninguna relación de dolor, decir que nos lastimamos no significa que estemos permitiendo una relación conflictiva y dolorosa, eso debe terminar sin duda. Cuando hablo de que nos lastimamos me refiero a estos dolores por ignorancia, por expectativas diferentes, por formas de ser que no terminan llenando tu necesidad y que te lastiman, no a violencia de algún tipo de manera constante.

Si permanecemos mucho tiempo en una relación tóxica morimos por dentro. Una relación así destruye tu sistema inmunológico emocional y termina dejándote en quiebra afectiva. Las emociones tóxicas que terminan contaminando tu alma se llaman miedo, enojo, frustración, sometimiento, queja, juicio, odio, tristeza, decepción, vacío, desconexión, rencor y dolor en todos los sentidos.

No existe una sola persona que sea un error en tu vida, lo que sí es un error es aferrarse a las personas, pues es muy claro cuando la relación ya dio lo que tenía que dar, porque lo bueno y bonito se termina y comienza una forma de hostilidad constante, y verlo o verla ya no es luminoso sino oscuro.

Nos enseñaron que el amor es para siempre y entendimos que las relaciones también lo son y nos aferramos tratando de estar con una persona que ya no tiene nada para nosotros y nosotros ya no tenemos nada para ella. Cuando no sabemos identificarlo y nos aferramos, todo empieza a convertirse en un esfuerzo por sostener lo insostenible acompañado de violencia, abandono, ignorarse, lastimarse y frenar su proceso de aprendizaje en la vida.

Toda relación debería de iniciarse con la premisa de que mientras dure, nos mantengamos creciendo y llenemos ambos nuestras necesidades, y cuando esto ya no sea así terminarlo como una promesa de amor cuando éste todavía existe. No lo vivimos así y permanecemos años condenados al vacío, el enojo y la frustración. Nadie merece eso, la vida es abundantísima y tiene lo que todos necesitamos, sólo hay que estar abiertos para recibirlo y sin duda llegará. Sin prisa y cuando estemos listos.

Creo que muchas de las cosas que hemos considerado como un hecho van a cambiar en los próximos años, muchas estructuras establecidas se van a romper para dar paso a nuevas formas en muchos sentidos, sobre todo formas de relacionarnos con nosotros y con los demás. Esos rompimientos nos están tocando y somos parte de eso, es fuerte ver lo vacías que están las personas, lo alejadas que están las parejas, lo abandonados que están los niños, lo enferma que está la tierra.

Mientras escribo este libro estamos viviendo la pandemia más fuerte que jamás nos hubiéramos imaginado, covid-19, la mayor parte de este libro me tocó escribirla en esta pandemia, con la oportunidad de ser testigo de todo este regalo para algunos y este infierno para otros o ambos en distintos momentos. Hoy estoy en mi casa y con parte de mi mundo en pausa. Me estoy mirando más que nunca y también mirando la forma en la que hemos elegido vivir, todo para afuera y nada o poco para adentro.

La naturaleza está recuperándose, los cielos, los peces, los animales están saliendo y tomando las calles. Nos hemos convertido en la verdadera pandemia para la naturaleza, seres llenos de falsas necesidades y sin espacio para el amor y la intimidad. A final de cuentas el sobrepeso sólo es un síntoma de una enfermedad que vivimos todos con distintos síntomas. Todos de alguna manera estamos enfermos del alma porque somos parte de este mundo que vive con valores que nos deshumanizan.

El adulto consciente del que hablamos, ese que sabe mirarse, sabe escucharse y nutrirse, que es el líder de sí mismo, sabe que esto que vivimos es un regalo de la vida, un regalo a la medida de lo que nos toca aprender. Una oportunidad de hacer una transformación de fondo. Como siempre, la vida nos da regalos a la medida y con envolturas que no esperábamos. Es muy tranquilizante vivir la vida sabiendo contar contigo y teniendo recursos internos con los que cuentas y que conoces muy bien. Sabes transitar por los distintos momentos que te pone la vida como un aprendizaje y nunca como una víctima de nada.

El gran elemento que el adulto debe cuidar se llama dolor. El dolor de nuestra vida cuando es gestionado por el adulto nos lleva a crecer y lograr la verdadera libertad. La sanación e integración del dolor que venimos a sanar. Cada que sentimos dolor encontramos una oportunidad para mirar una parte de nosotros y darle espacio. Es por eso que es fundamental volver a conectar con nuestro cuerpo y con las emociones, porque la gran mayoría de las personas, ante circunstancias muy adversas o traumáticas, lo que han podido hacer para sobrevivir es congelarse o anestesiarse emocionalmente.

No existe manera de ser el líder de tus estados internos si no tienes claro que gran parte de la energía que le da vida al sistema enfermo es por el dolor que está bloqueado por las heridas que tenemos, ese dolor que quedó atrapado en tu interior y que probablemente racionalizas, pero no sabes cómo sanar. Está en cada parte de tu cuerpo cuando te dispones a escuchar.

El dolor es nuestro gran maestro de vida, así como el amor. Como dice el dicho, del odio al amor hay un solo paso, y es verdad, nos duele lo que amamos o hemos amado y por eso mucha gente ya no quiere amar, pero con eso se condena a una vida en estado desalmado, una vida desperdiciada, porque aunque sea una persona con éxitos económicos y una aparente felicidad nunca sabrá lo que es la dicha verdadera, porque ésta sólo se logra en amor. Pensará que la tiene por sus triunfos, dinero o viajes, pero eso siempre exigirá más y más y nada será suficiente, y siempre dependerá de eso para "ser feliz" porque es su vida cotidiana, y lo real de la vida no encuentra paz, satisfacción, gozo.

El amor es un estado que nace de la reconciliación y la unificación con todo lo que eres en tu interior. Sanar el dolor unifica tus partes, porque el dolor las desarmoniza y las divide. Decía Mahatma Gandhi: "Felicidad es vivir en congruencia" y "la felicidad sucede cuando lo que piensas, lo que dices y lo que haces están en armonía". Eso es cuando el adulto ha logrado ganar conciencia de todas sus partes para que ninguna de ellas quiera meterle el pie, cuando todas saben que hay un adulto al mando que las respeta y construye una vida significativa.

En resumen, debemos conocernos en toda nuestra profundidad y complejidad como un niño encantado por descubrir algo que le interesa y le entusiasma; por otro lado, debemos desahogar el dolor que cada estado tiene conforme la vida nos vaya activando las memorias traumáticas y las situaciones de la vida nos conecten con el dolor que hay en cada uno. Ni siquiera pienso que hay que ir a rascarle dolor al pasado sólo para ver qué encontramos, en realidad todo lo que tenemos que trabajar está manifestado en nuestro presente y la ida al pasado sería para resolver lo que está en el presente. Por ejemplo, una persona que no se quiere comprometer con su pareja aunque esté muy enamorada, seguramente si hace un viaje al pasado encontrará alguna creencia, promesa, miedo o dolor que tienen que ver con el miedo al compromiso.

Todos debemos ir a resolver alguna creencia, una decisión o un dolor del pasado pero que está manifestado en nuestro presente y nos está metiendo el pie o no nos permite fluir, y es así cuando hacemos un ejercicio de reencuentro con las distintas partes de nuestro interior, porque cada uno tiene cosas que decir y que sentir en relación con el tema. En el ejemplo que puse del hombre que le asusta el compromiso, podría encontrar que el juez tiene quizá la creencia de que los matrimonios no funcionan y que en cuanto te casas empieza el problema, tal vez es algo que aprendió de alguno de sus padres, el niño interno tiene miedo de perder a esa persona si se casa, el rebelde cree que perderá libertad y autenticidad siendo un hombre casado, y así, cada parte podría tener un tema en discordia. No siempre es así, pero en los temas importantes tenemos que considerar qué pasó con las partes internas, porque si no lo consideramos podrían sabotear.

Cada situación de tu vida que no fluye está siendo bloqueada por un estado interior que no estás tomando en cuenta, y esa situación podría ponerte entre tus miedos, tus creencias y tus dolores. Eso es parte de ser un buen adulto o un buen líder de ti, entender, dar espacio y escuchar para saber cómo están integrando las situaciones los distintos estados y tomarlo en cuenta.

Pensamos que porque yo elegí que era buena idea casarme, tener un hijo o bajar de peso, con eso bastaba para que se llevara a cabo, y no es así, por eso hay muchas ideas y anhelos que se quedan en el tintero, porque no pusiste a todo el equipo de acuerdo, y hay algunas partes que sin darte cuenta te perdieron en el camino.

El ejemplo que puse es real, tuve un paciente que tenía una relación increíble de muchos años; su novia tenía el sueño de casarse y para él algo muy interno no lo hacía sentir para nada conectado con la idea y por una parte quería complacerla porque era muy feliz con ella, pero por otra era como si se estuviera traicionando.

Ese caso me recuerda a Mr. Big de *Sex and the City*, que dejó a Samanta en el altar porque había un miedo muy fuerte de su niño que prefirió salir corriendo y no pudo enfrentar su trauma. Si no nos ponemos de acuerdo, si no nos escuchamos, incluso sanamos, no dudes que algunas de las partes internas preferirían perder y sabotear lo que más amas, antes de enfrentarse a lo que tanto les da miedo o les lastima. Ahora entiendes por qué no han caminado tantas cosas en tu vida, necesitas construir espacios de autodiálogo que te permitan escuchar cómo habla cada una y puedas hacerte tan experto que incluso sepas sentir claramente cuando te habla cada una a través de las sensaciones de tu cuerpo. Cuando estás a punto de hacer algo que no estás de acuerdo porque toca creencias o memorias que asustan, se siente perfecto en el cuerpo como un freno. ¡No lo hagas!

Para casarte, tener hijos, emprender un negocio, operarte, ante una enfermedad, un cambio de casa o de trabajo, un rompimiento de pareja y muchas otras experiencias importantes de tu vida debes sin duda tener una cita con tus partes y hablarles del tema, pero sobre todo escucharlas y sentirlas. Cada una tiene cosas importantes que permitirán que la experiencia se lleve a cabo mucho más fluida y sin sabotajes.

Contamos y tenemos todo lo que necesitamos para enfrentar los retos de la vida, un día todo tu sistema va a trabajar para ti y te hará imparable, entenderás que todo eso que hoy consideras difícil o imposible no lo es en ningún sentido. Es verdad que requiere tiempo y constancia como todo, pero esto es la vida, a eso venimos a ella, a conocernos y aprender a dominarnos para conquistar nuestros sueños. ¿Qué te gustaría lograr hoy? ¿Cómo te ves en los próximos años? Atrévete a elegir una vida con sentido y a plasmar lo que mereces. En todos existe una semilla de grandeza, no lo dudes nunca, atrévete a descubrir la tuya.

UNA CITA CON TU EQUIPO

1) ¿Cómo nombrarías a tu juez o madrastra? Ponle un nombre que te dé sentido, como el nombre de tu padre, de tu madre o quizá de un maestro, un terapeuta, tu abuelita, la monja de tu escuela, cualquier modelo de autoridad sana y tóxica que tenga relación contigo o con tu vida. Si de plano no se te ocurre ninguno podría ser un personaje de película que te llame en ese sentido.

Preguntas nutritivas

- ¿Qué es lo que la madrastra cuida de ti y te beneficia?
- ¿Cómo vives la justicia o la injusticia desde aquí?
- ¿Qué le agradeces al juez?
- ¿Quiénes son las personas o las ideas que conforman este estado?
- ¿Qué te gustaría pedirle hoy para estar mejor?
- ¿Cuál es su postura acerca de bajar de peso?
- ¿A qué te comprometes con él?

Hoy acepto tu presencia en mi interior y agradezco el poder de estructura, disciplina y orden que pones a mi vida. Quiero conocerte y saber que tu presencia en mi vida es básica para que yo crezca y tenga la capacidad de lograr grandes cambios.

2) Nombra a tu estado niño. ¿Qué nombre le pondrías? Quizá podría ser la forma en que te apodaban de niño, si es que tenías uno, o una forma en que te gustaría que se sintiera tu niña, por ejemplo, mi amada niña, la niña que me pone de cabeza, mi niño valiente, etcétera. Piensa en un nombre con el que vas a relacionarte con ambas y a nombrarlas cuando las sientas.

¿Cuáles son los comportamientos típicos de tu niño herido?

- ¿Qué lastima hoy a tu niño herido?
- ¿Qué necesita hoy de ti tu niño?
- ¿Qué le quieres agradecer?
- ¿Qué te gusta de tu parte de niña libre?
- ¿Qué es lo que más le divierte e inspira a tu niña?

¿Qué le quieres pedir en relación con la comida?

¿Qué le asusta en relación con ser delgad@?

¿Qué estás dispuesto a prometerle a tu niñ@?

Mi niñ@, acepto tu presencia en mi vida y entiendo que hoy puedo protegerte y escucharte como tanto lo necesitaste. Sé que hay mucho dolor que sanar y hoy tienes en mí un MA-PA para que lo hagamos poco a poco y sin lastimarnos más.

3) Nombra a tu rebelde. ¿Cómo te gustaría llamarle? Quizá como te decían tus amigos de la época, quizá como un personaje de película o con la energía que sueles sentir en tu interior, impulso, creatividad, poder, libertad.

- ¿Qué es lo que protege esa parte en ti?
- ¿Con quién o qué es lo que le molesta?
- ¿Dónde o en qué momento se siente libre?
- ¿Qué le agradeces?
- ¿Qué le asusta?
- ¿Qué necesita de ti esta parte?
- ¿Qué le quieres pedir en relación con vivir más sanos?
- ¿Qué estás dispuesto a prometerle?

Gracias a ti, mi fuerza rebelde, que me permites tener la valentía y el coraje de atreverme a enfrentar cosas que me asustan. Eres mi fuerza de cambio y hoy te pido que trabajemos juntos para canalizar una sana rebeldía en áreas de nuestra vida que necesitamos terminar y otras que necesitamos crecer como la salud. Sé que si trabajamos juntos podré tener la voluntad de lograr mis metas. Prometo respetar tu libertad.

4) Nombra a la madre. Ponle nombre a esta parte de ti y piensa en personas que representen esta energía en tu vida, quizá tu propia madre si sientes que conectas con ella, o un personaje. Ejemplos, doña sopita de fideo, doña huevotes, doña lucha, etcétera.

- ¿Quién la activa tóxicamente?
- ¿Qué la hace sentir culpable?
- ¿Qué necesita hoy?
- ¿Qué le avergüenza de ella?
- ¿Qué elige que es sano para ti hoy?
- ¿Qué le agradeces a esa parte de ti?
- ¿Qué te gusta de su energía?
- ¿Qué le quieres pedir en relación con la comida?
- ¿Qué le prometes hoy?

Gracias por ser parte de mí y por cuidarme, sé que te has acostumbrado a cuidar de todos y que estás cansada, hoy no necesitas cuidar de nadie más, sólo de nosotros y no tenemos que hacer nada que no nos nutra o no necesitemos. Elegimos dejar de cargar las expectativas de otros y aprender a fluir en un sistema sano y justo para todos. Cuento con tu fuerza nutridora para trabajar junt@s.

Date tu tiempo para ir profundizando y conociendo cada parte que te conforma. No tengas la menor duda de que todos tenemos todas porque son parte de memorias evolutivas en nuestro interior.

En la tierra vemos distintas partes evolucionando en paralelo, los minerales, las plantas, los animales y los seres humanos, todos convivimos juntos en esta tierra y somos planos distintos de necesidades, habilidades y funciones dentro del sistema. La tierra está dentro de cada uno de nosotros, como es adentro es afuera y como es arriba es abajo, ésta es una ley del Kibalión, texto sagrado de la

Antigüedad. Los distintos planos o personajes de tu interior que acabamos de conocer son como los reinos de la naturaleza, hoy nuestro plano es el humano, vivir en adulto, pero debemos terminar de completar el animal o el niño que llevamos dentro, porque cuando completemos nuestra humanidad podremos integrar los otros planos dirigidos desde la más alta conciencia humana. Estamos en el proceso y en algunos aspectos aún estamos muy atados a nuestros instintos impulsivos y voraces de nuestra parte animal.

Los humanos somos extraordinarios, sólo que hoy nada más conocemos la parte menos acabada de nosotros.

CAPÍTULO

8

Ser adulto, el regreso a ti mismo

Siempre me sentí incapaz de cambiar la realidad dolorosa
que vivía, un día me di cuenta que podía cambiarla
si dejaba de sentirme niño y comenzaba a verme adulto.

Nuestro reto hoy es lograr fortalecer al adulto interno para que pueda ser el líder con capacidad de contar con la fuerza de todo el equipo que traemos dentro. El gran reto del adulto es lograr mantener la conciencia y la atención despiertas, mantener claro el objetivo y ser paciente del proceso. Otra parte fundamental es aprender a conocer y observar todo el universo que hay en cada parte de su equipo. Tiene que darse un tiempo para conocerlo y esto sólo lo podrá logar si es capaz de observarlo y estar atento a él.

Cuando empiezas a mirarte y lo vas haciendo parte de algo natural y cotidiano de tu vida, cuando empiezas a observar y sentir tus emociones sin juicio ni interpretación, cuando la atención a ti mismo se fortalece, el adulto gana energía y poder dentro del equipo.

Quizá hoy te parezca muy complicado y confuso porque es como si de pronto te dieran cinco hijos y te dijeran que siempre han estado dentro de ti y ahora debes guiarlos. No tienes ni idea de quiénes son ni cómo son y te sientes un poco perdido al tratar de conocerlos y saber lo que necesitan y sentirte en paz con cada uno. Lo importante es mantener la atención y observarte. Con el tiempo te darás cuenta de que sus voces, sus necesidades, sus visiones, son por completo distintas y perfectamente puedes distinguir qué necesita cada parte. Por ejemplo, si habla el crítico y ya lo conoces, entonces sabrás que quizá lo que está pasando en tu vida lo active porque le importa que te protejas y pongas límites, o si se activa el niño abandonado es porque a la persona que lo activa le da miedo perderlo, si es así, dejas de ser el actor y te conviertes en el productor de tu propia película interior eligiendo.

EL ADULTO, EL VERDADERO LÍDER

Cuando estamos operando en el sistema sobreviviente, vivimos y elegimos desde nuestro sistema reptiliano y primitivo, por lo que no hay capacidad de autoliderazgo y conciencia, estamos viviendo desde la inercia y sin elecciones conscientes. Todos hemos desarrollado un sistema para funcionar en la vida desde un mecanismo de defensa, por ejemplo, el control. Controlar ha sido la forma de sentirte a salvo y aunque tú no quieras hacerlo, cuando te sientes inseguro será tu manera automática de responder y se activa tu sobreviviente controlador.

Nos pasamos la vida reforzando nuestros mecanismos de defensa sin ninguna conciencia, nuestras creencias y hábitos de siempre se apoderan de nuestra vida sin nuestro permiso y lo peor es que nos damos cuenta ya que hicieron lo que les dio la gana y construimos las mismas realidades de siempre. En la metáfora de la empresa interior sería como si el líder tuviera todas las ganas de llevar a la empresa a un cambio, pero a la hora de la acción todos terminan haciendo las cosas de la misma manera y sólo se habla de cambio, pero no se vive.

Es complejo cambiar formas de vivir que llevan años operando contigo, pero más complejo aún si no pones a trabajar la atención plena. Observar y dar espacio para mirar lo que está pasando en el aquí y el ahora es una herramienta vital para hacer el cambio.

Todos hemos escuchado acerca del poder que hay detrás de la práctica de la meditación y es verdad. Meditar ejercita la atención hacia ti, desactiva el sistema simpático, que es parte de nuestro sistema nervioso autónomo y que es la parte que nos pone en modo lucha, huida y sobrevivencia. Cuando llevamos la vida sin conciencia, solemos estar desde el sistema simpático y no desde el otro sistema, que es el parasimpático, que es una forma de vivir con paz y conciencia, no hay peligro y podemos estar sin nuestras defensas activas.

El sistema simpático traduce siempre la realidad como un peligro, y ésa es la forma en que muchas veces nos acostumbramos a estar en la vida, corriendo, ansiosos, defendidos, controlando, huyendo, etcétera. Sintiendo la vida un peligro sin estar presentes y a salvo. No hay forma de desactivar el sistema simpático si no estás presente y dejas de interpretar la vida como una gran batalla en la que sigues peleando sin espacio para sentirte a salvo.

El sistema simpático se prepara para luchar, huir o congelarse. ¿Te ha pasado que alguien te descalifica y te quedas sin poder hablar? Eso es el congelamiento del sistema simpático, por ejemplo. Ésos son los mecanismos que se activan ante lo que juzgamos amenazante, y no es que necesitemos sentir que un oso nos persigue para sentirnos amenazados, la verdad es que el solo hecho de sentir que no seré suficiente o que seré traicionado, activa mi mecanismo y me pone a vivir desde ahí. Necesitamos aprender a activar el sistema parasimpático y empezar a acompañarnos para sentirnos a salvo en nuestra propia piel.

Yo no puedo sentirme a salvo si todo el tiempo me siento inadecuada, avergonzada, si no puedo ponerles límites a las personas porque me da miedo o no sé cómo hacerlo y me asusta que me abandonen. Si controlo todo y a todos porque no soporto que las cosas sean diferentes a como yo creo, si todo el tiempo quiero ser perfecta porque no puedo con la imagen de mí, equivocada, no puedo aceptarme así. ¿Qué clase de paz podría sentir con semejantes mecanismos de defensa? Ninguno, mi vida es la selva y yo soy el oso que se persigue a sí mismo.

Meditar ejercita tu capacidad de estar presente, de observarte, y esta disciplina te permite elegir la manera en que vas a vivir cada situación, te ayuda a escucharte y ver cómo estás sintiendo alguna situación y te permite frenar el sistema sobreviviente porque te das cuenta antes de que actúe. Con esto puedes saber lo que necesita cada parte y cómo calmar su activación porque te conoces y sabes que estas partes vivirán contigo por algún tiempo hasta que logres desactivarlas en su compulsión y sólo las tengas como habilidades integradas sin impulsos neuróticos, para que no puedan controlar ese dolor en tu vida y tus elecciones.

Lograr ejercitar tu conciencia plena es una disciplina y no siempre debe ser sentado en posición de flor de loto, ojos cerrados y tratando de no pensar. Yo practico la meditación activa, como yo le llamo, es activar al observador en lo cotidiano, cuando comes, cuando escribes, cuando estás hablando con alguien, cuando estás en una discusión. En este momento en el que estoy escribiendo, también estoy meditando activamente porque estoy con el observador puesto en mí. Ese observador es capaz de darse cuenta de cómo te estás sintiendo en determinada situación, conoce tus miedos y dolores y hace algo para ayudarte a sentir mejor. Por ejemplo, te das cuenta de que tu amiga te pendejeó, te sientes súper herida y te das espacio para permitirte sentir así, pero recordando que hoy puedes hablar con tu amiga como adultas y decirle que te hizo sentir de esa manera y esperas que no lo haga porque te lastima. Ya no estás solo en las situaciones, tienes un adulto que se da cuenta de lo que sientes y que podría poner un límite si lo considera necesario.

Eso sólo lo puedes hacer cuando te das cuenta de cómo te sientes, te das el derecho de sentirlo, desahogas con tu aceptación esa memoria activa y después de que ya te has acompañado a desahogar al niño, creas un espacio para que tu adulto pueda elegir qué hacer con eso, de manera que te sientes mejor.

Necesitamos un tiempo para conocernos, para ponernos en esa forma de meditación activa que te ayude a mirarte en la acción, a conocerte ante la vida y las circunstancias para elegir mejor y observar qué se activa dentro de ti ante distintas circunstancias y personas en lo cotidiano. Por ejemplo, quizá nunca le has hecho mucho caso a que cada que se acerca tu jefe te duele el estómago y te acostumbras a sentir esa sensación sin escuchar ni preguntarte: "¿Por qué me pasa esto?" Si hay adulto entiendes que ese dolor de estómago es la voz de tu niñ@ interior que está sintiendo una activación con tu jefe. Hacer un espacio para escuchar esa sensación te lleva a un camino de sanación con una figura de autoridad que podría ser tu madre o tu padre proyectados en tu jefe; desactivar eso te ayudaría a estar más adulta con tu jefe y que no crezca la proyección de tu niña.

Conectar con el cuerpo, la mente y permitirnos sentir y aceptar nuestras emociones nos va abriendo un camino de autoconocimiento increíble. Lo que más necesitamos de los demás es justo eso que debemos hacer con nosotros: mirarnos, escucharnos, aceptarnos y acompañarnos en un camino de transformación que es un proceso sostenido. Yo estoy convencida de que la vida tiene un sentido y que es un sentido evolutivo, todo lo que tiene vida está en movimiento, rompimiento, crecimiento constante. ¿Por qué no sería ésa nuestra condición si somos vida?, la diferencia es que la naturaleza actúa de manera natural, pero nosotros nos aferramos a lo mismo de siempre y nos asusta fluir desde nuestras heridas y miedos.

Soy totalmente de la idea de dejar un mundo mejor de como lo encontré, todos tenemos mucho que dar, todos nos impactamos positiva o negativamente. En la medida en que nos vamos conociendo entendemos que no sólo no hay nada mal en ti, sino que hay mucho bueno y valioso. Que tienes derecho a tus heridas, miedos y limitaciones, derecho a tu luz y a tu sombra, sin pelear contigo por ser lo que eres, no hay que pelear o enojarnos con lo que somos, hay que aceptarlo y transformarlo, desde la aceptación y la paciencia.

Todos tenemos sombra, inconsciente, heridas, lado oscuro. Lo heredamos, lo traemos en el paquete del temperamento desde antes de nacer. ¿Por qué enojarse o rechazar algo que tú no hiciste? Mucha de nuestra sombra ya viene con los genes y lo único que hoy podemos hacer es abrazarla, conocerla y transformarla amorosamente. Dejar de correr y rechazar lo que somos.

Hay que lograr todos los días un avance en la conciencia de ti mismo. Meditar sentado y con los ojos cerrados para muchos no es algo que simplemente puedan hacer en estos momentos, les da más ansiedad que paz, y se vale. No tiene que ser para todos igual. Pero si tú sientes que puedes hacerlo y que puedes ejercitar la disciplina de sentarte a meditar, hay que hacerlo sin duda. Crea un espacio para encontrarte contigo y estar en silencio, ponle elementos simbólicos para ti que te den paz, que te recuerden ideas importantes; por ejemplo, una concha que te conecte con la feminidad, o una espada que te recuerde tu masculinidad, o la imagen de una divinidad con la que conectes, fuego, incienso, etcétera, y que sea un espacio que te invite a estar en silencio.

Lo ideal para empezar a ejercitar al adulto sería meditar todos los días 30 minutos, ya sea por la mañana o por la noche. Lo deseable de ese espacio es ponerte en una posición físicamente presente y cómoda, no acostado, porque acostado es demasiado suelto, y considero que el observador se duerme. Una posición en sana atención y que puedas evitar que el cuerpo se duerma. Se trata de estar presente sintiendo un estado de presencia plena, dejando fluir los pensamientos que siempre quieren robar tu atención, sólo observar lo que estás queriendo pensar y no ceder tu atención, sostener el espacio de atención hasta entrar en un estado de paz y presencia. Prácticamente soy inexperta y podría decirte que hoy cada que termino de meditar siento que me conecto y estoy más habitada o presente en mi cuerpo, me siento con más paz y tengo más capacidad de estar presente en mí misma.

Una vez colocada en una posición cómoda presente, sentada o en flor de loto, empezar a rastrear las sensaciones de mi cuerpo me conecta más fácil. Hacer un escaneo corporal que me permita conectar con mi cuerpo y bajar la locura de la mente que siempre anda generando ideas como la medusa mítica, que corta una idea mientras sale otra como serpientes en la cabeza. Cuando pones atención a las sensaciones de tu cuerpo la mente deja de pensar y ése es un mejor lugar para meditar y lograr mantener más tranquila a la medusa interior.

Es como si lograras que el auto interno logre velocidad en modo alma, una velocidad donde puedes sentirte presente, en paz, sintiendo la vida, sintiendo lo que eres, conectando con una parte de ti que no es sobreviviente ni viene del ego. Al principio el auto va a la velocidad de siempre y te cuesta llevarlo a un nuevo rumbo. Es normal que la mente y el cuerpo al principio luchen porque están a punto de encontrar un lugar donde perderán poder, pero después con la práctica vas tocando lugares nuevos y desconocidos de tu capacidad de estar presente, lugares que te regalan paz y presencia en otro nivel. Es como si fueras enchufando con otro nivel vibratorio que armoniza todo tu cuerpo, mente y emociones.

Considero a la capacidad de estar presentes un elemento básico en la transformación de nuestra manera de estar en la vida. Más allá del sobrepeso, más allá de cualquier cosa, aprender a estar presentes y habitando nuestro cuerpo es el único camino real de crecimiento, porque la forma más clara de saber qué necesitas, qué sientes y cómo llenarlo es habitarte. Nos pasamos la vida llenando falsas necesidades, creyendo que lo que necesitamos es reconocimiento profesional, una economía sólida a la que le dediquemos la vida, cuando en el fondo lo único que en verdad nos haría felices es sentirnos en paz con lo que somos.

Nos pasamos la vida luchando y peleados con lo que somos, huyendo de nuestra vergüenza y sin comenzar a amarnos. De pronto parece misión imposible cuando en las raíces de lo que aprendiste de ti hay tanto dolor y rechazo a lo que eras, a lo que viviste, a cómo te sentiste de niño, como un ser tan poco valioso, tan ignorado o tan culpable por existir. Esas raíces de cómo comenzamos el viaje de esta vida con tanto rechazo y dolor son a veces raíces que nos llevan a un camino que en verdad no necesitamos. Llegar a las raíces de ese dolor y ese autoconcepto tan dolido es muy valiente, es un encuentro con partes muy rotas de ti que necesitan ser escuchadas y abrazadas, y que haya una voz que jamás escucharon que les diga que todo está bien, que no hay nada malo en ti y que tu camino por la vida será diferente porque ya no eres un niño solo, hoy cuentas conmigo y nunca más elegiré algo que te patee o niegue tu valor. Es un camino sostenido, pero te prometo que lo vamos a lograr y un día sentirás una paz en tu cuerpo y en tus días que sanará tu manera de estar en la vida y a otros también.

El adulto vivo, activo y al mando es ese MA-PA que hoy necesitas para vivir desde un lugar más libre y verdadero, para sentir que en verdad dejas de nutrir el odio o rechazo a ti mismo porque todas tus conductas disfuncionales tienen su origen en el odio y el rechazo a lo que eres; porque lastimar a los que amas, pendejear, traicionar o controlar, sólo lastiman a una persona, que eres tú mismo. Confirma tus profecías de que eres indigno, tonto, poco valioso y mala persona. Todos nuestros comportamientos tóxicos tienen su origen en el odio a nosotros mismos, porque al final nos condenan a la soledad, al vacío, a un sentimiento permanente de que nada es suficiente, porque no nos llenamos con nada: éxito profesional, mujeres guapas, dinero, cuerpo increíble, nada parece hacernos sentir en paz. Ese vacío sólo se va cuando te tratas con aceptación, dejas de abusar de ti y te das el tiempo de amor y respeto por tus necesidades, y eso es un camino de autoconocimiento que requiere compromiso, paciencia y tiempo.

Cuando vivimos con este adulto dirigiendo nuestro aquí y ahora tenemos una gran capacidad para reconocer lo que nuestro cuerpo necesita, lo que le hace bien. Desde lo que le hace bien tanto en cantidad como en especie. Recuerdo que pasé muchos años parándome de la mesa siempre hasta el tope de llena, con dolor de estómago y sueño por abusar de la comida. Mi vida había tenido tanta carencia en la infancia y tenía una niña herida todavía tan instalada en la carencia que me hacía sentir que necesitaba demasiado de todo, ropa, demasiada comida, demasiadas actividades, perfumes, dinero, y cuando no tenía algo corría al súper a comprar tres productos iguales, no soportaba la carencia y todo el tiempo vivía en una angustia de necesidad.

La felicidad es más simple, el bienestar es más simple, más natural, menos elaborado y producido en muchos sentidos. Lo real es más simple y natural, todo lo demasiado está compensando algo disminuido. Si tengo demasiada comida probablemente compense lo disminuido de mis afectos. No necesitamos tanto, necesitamos menos pero de mejor calidad. Nuestra calidad en todos los sentidos es tan pobre que por eso necesitas un millón de amigos cuando en realidad con cinco buenos serías profundamente feliz.

No tenemos espacio de calidad para crear, este mundo nos mantiene tan atados y apegados a tantas cosas que nos convierte en sus esclavos. ¿Te has dado cuenta de todo lo que tienes en tu casa? ¿Qué de todo eso que adquieres en verdad necesitas? Todas esas compras ¿qué están compensando interiormente? Siempre que sigamos rechazando y desconectados de nosotros, seremos esclavos de parejas, hombres, mujeres, cosas, lujos, que nos hagan sentir que somos valiosos y que estamos sostenidos porque en el fondo seguimos siendo esos niños heridos llenos de carencias que no se han podido reparar a sí mismos y que la única forma de callar esa realidad es con cosas materiales.

Tenemos hambre de nosotros mismos. Este mundo con todas sus demandas y falsas necesidades nos deja tan lejos de nosotros, con tanta hambre. Tenemos hambre de sentirnos a salvo, de sabernos valiosos, de sentirnos conscientes, de poner límites o un alto a las actividades y personas que nos alejan de nosotros mismos, hambre de sentirnos en paz en nuestra piel y de sentir una aceptación cada vez más real de lo que somos con derecho a transformarnos con paciencia y amor.

Como todas las cosas verdaderas y profundas en la vida llevan su tiempo y su proceso, lo importante es no perder la meta, no perder el camino y no desenfocarte. Si pones en tu mente tu anhelo de transformación, y lo persigues como una meta de vida, podrás sentir poco a poco que eres menos gobernado por tus heridas y tus miedos, y te sentirás más capaz de elegir desde el amor y el respeto por ti. No sólo se trata del sobrepeso, este libro es más allá del sobrepeso, el sobrepeso sólo es un síntoma de la enfermedad del alma que en otras personas se manifiesta con otros síntomas y compulsiones como la perfección o la dureza.

Te invito a colocarte en la vida desde otro lugar, tengas la condición que tengas, a veces mr. perfeccionista, a veces don control, otras, doña víctima, a veces doña rescatadora, pero al final, todas máscaras de un yo que busca amor y aceptación. La verdad es que todos somos vulnerables, necesitamos amor, tenemos niños heridos en proceso de adultez, no importa tu infancia, tus padres, si estás en esta vida, tienes dolor que integrar y evolución que trabajar.

La comida, las relaciones, el trabajo, la familia, los amigos, todo es sólo un espejo que la existencia nos pone para jugar el partido de la vida. Cada quién juega una posición y necesitamos aprender cuál es nuestra posición y qué partido estamos jugando, y sobre todo contra quién. Eso lo sabes cuando haces el viaje de autoconocimiento.

Lo que nos une y nos hace ser lo mismo es que independientemente de nuestra posición en el juego, de contra quién juguemos, etcétera, todos estamos en el mismo partido de la vida y somos almas aprendiendo lecciones, muchas de ellas dolorosas. Todo lo que nos pone el estadio de la vida es sólo una ilusión, porque el mundo verdadero no está en las formas sino en el fondo. Este cuerpo es nuestro vehículo de transformación, y si logramos equilibrar nuestra manera de relacionarnos con la comida, aprenderemos no sólo a no tener un cuerpo con sobrepeso sino a cuidarnos, habitarnos y amarnos.

Toda la comida tiene un sentido en nuestra vida. A veces un chocolate es el apoyo perfecto para un momento de vulnerabilidad, eso se vale, pero si lo elige tu adulto será en una medida, elegido con conciencia y no un impulso del niño herido. El niño herido no elige bien nada, ni pareja, ni comida, ni nada, el niño no conoce sus límites, no sabe qué es lo mejor para él. Es niño, necesita a sus padres que le muestren el camino. Imagina a un niño en un lugar donde puede comer todos los dulces que quiera, sin duda comerá sin límite en la mayoría de los casos, el niño herido sólo tiene parámetros de carencia y de dolor, y si no cuenta con su MA-PA interno no podrá poner límites.

Debemos de elegir con el adulto. Si el adulto elige que necesita comer un poco de chocolate es perfecto, si considera que necesita un poco de azúcar, está bien. Casi siempre que el adulto elige es poco y sin culpa. Cuando elige el niño herido es sin medida, compulsivo, sin conciencia y sin control. Un impulso inconsciente desde su dolor y sin ninguna conciencia. Ésa es la gran diferencia de hacerlo desde una posición presente o desde el impulso de nuestro dolor. El dolor no elige, es impulso y evade, el adulto es consciente y busca apoyarse en cualquier elemento que permita que lo que está pasando sea transitado de la mejor manera.

Toda la comida, harina, azúcar, todo es válido, poco veneno no mata, pero ¿lo estás eligiendo? ¿Cuántos de ustedes han sentido amor al comer un chocolate? Si lo haces lento, si lo eliges, si es como parte de un regalo a ti mismo, está muy bien; ante un momento difícil se vale, nada es malo, el problema es que no hay conciencia. Si hay adulto y se da el permiso, es tan sano y libre que no afecta. Todo lo que rebasa tu límite viene de una parte inconsciente, todo lo que eliges y es sano viene de tu adulto y es una caricia a tu autoestima.

La vida en conciencia para nadie es fácil. La comida puede ser un apoyo en momentos difíciles, pero nunca puede ser sólo eso lo que te sostiene. Si construyes vínculos sanos, si tienes actividades que te nutren, si estás consciente de lo que necesitas, entonces tu comida será sólo un apoyo cuando la vida se pone compleja, cuando estás en crisis, cuando la vida duele y necesitas sentirte mejor. Yo creo que es válido comerte esa barra de chocolate, olerla, sentir con lentitud el placer de disfrutarla cuando la circunstancia que estás viviendo rebasa tu capacidad de sostenerte de otra forma y ese chocolate o esa copa de vino es el suspiro que tu alma necesita para estar en la batalla del momento. Pero tienes perfectamente claro que te estás dando un apapacho y un respiro, no evadiendo la batalla.

Recuerdo el caso de Helena, una paciente que perdió a su padre, la figura más importante en su vida. Su padre por años había sido su sostén y su inspiración en muchos sentidos. Murió y con esto la columna vertebral de su vida se rompió en pedazos. Ella empezó a necesitar una copa de vino por las noches y comer chocolate durante el día, yo le dije que estaba perfecto y que lo único que le sugería era disfrutarlo con lentitud y toda conciencia. Ella así lo hizo y después de un tiempo breve dejó de necesitarlo, y apoyada en la terapia, en su familia, trabajo y amigos, pudo salir de ese doloroso momento sin buscar sólo en la comida su apoyo emocional.

Se vale que cuando la vida se pone difícil te apoyes en distintos elementos como la comida, tu familia, tus amigos y todo lo que pueda ayudarte a sostener los complicados tránsitos que de pronto pasamos. Cuando es el adulto el que está sosteniendo el proceso, cuando estás acompañado de ti y de las personas que te aman es mucho mejor.

Todos necesitamos de todos y no esperes entregar tu confianza y amor a personas sin defectos, eso no existe, te quedarás solo si lo esperas. La frase que dice: "Mejor solo que mal acompañado", desde mi punto de vista es errónea, uno se pierde solito en sus errores y visiones, una persona a tu lado siempre es otro marco de referencia, una oportunidad de mirar otro punto de vista, aprender, crecer y estirarte. La compañía siempre te permite mirarte, te confronta, te enseña a tomar en cuenta otro punto de vista, te hace generoso, te rompe en tu egoísmo. Desarrollas tolerancia a la frustración, escucha, paciencia, aprendes a mirar a otro más allá de ti mismo. La vida es mejor acompañado de buenos amigos, de una pareja, de hijos, de vínculos verdaderos que te ayuden a ponerte, a prueba y desarrollar la capacidad de amar y aceptar al otro en libertad.

Esto es una vida adulta, una vida donde eres capaz de darte cuenta, de tomar acciones en consecuencia, que te sientas dueño de ti mismo para elegir y construir los vínculos que mereces y esperas en las relaciones que hoy tocan a tu puerta. Un adulto podrá siempre elegir, poner límites, aprender. Todas las personas que llegan a tu vida traen lecciones, incluso las que se cruzan por segundos en tu vida, todas son un imán de algo que debes aprender, estar aislados es una forma de no vida. Hay que entrarle a la existencia porque estar aquí nos costó, no cualquiera encarna en esta vida y debemos de aprovechar la oportunidad evolutiva para desarrollar todo lo que podamos, crecer e impactar nuestro entorno. Para heredar menos dolor y menos heridas a nuestros hijos, sobrinos y todo aquel que nos sigue.

Cuando sanamos nuestra historia somos una fuerte sanación para otros y eso es profundamente inspirador, yo he elegido sanar inspirada en otros que lo han decidido, hoy te paso la estafeta para juntos construir la realidad que merecemos, para todos aquellos que amamos el servicio y la generosidad. Creo que detrás de un alma sensible siempre hay mucho corazón, nobleza e idealismo. Ser una fuente de sanación para otros podría ser una voluntad de cambios importantes en tu vida.

Meditar es una gran forma de mantener al adulto presente, integra esta práctica como parte de tu vida y será una gran herramienta.

Características del adulto

1) Es consciente de sí mismo
2) Sabe comunicar lo que necesita
3) Se hace responsable de lo que permite o genera en su vida
4) Transforma la realidad que no es sana para él
5) Pone límites y se comunica claramente
6) Pide ayuda cuando la necesita
7) Da y recibe en equidad
8) Valida lo que siente, piensa y hace
9) Conoce sus recursos personales
10) Confía en sí mismo y se respeta

PALABRAS FINALES

Ser adulto es:

*Saber que nunca estás atrapado en una realidad
y siempre puedes cambiarla.*

*Saber que tienes los recursos y la fuerza
para elegir la vida que quieres.*

*Acompañarte en tus procesos de cambio
desde el amor y la paciencia.*

*Estar consciente de que tu cuerpo es tu maestro en el camino de la
vida, no tu enemigo, no tu burro, es la forma más concreta de expresar
lo que llevas dentro; tu cuerpo es la memoria viva de lo que debes sanar
y resolver para trascender: escúchate, conócete y amate.*

Gracias por acompañarme en este viaje más allá del sobrepeso, estoy segura de que mucho de lo aprendido llevará su tiempo de integración, sé paciente, pon tu enfoque en lo que quieres y nútrete mejor en todos los sentidos. Confía en que lo peor ya ha pasado, créeme que la infancia es la etapa más compleja por la vulnerabilidad y absoluta dependencia que tenemos a los adultos. En la mayoría de los casos los padres no sabían ni nutriste ellos, ¿Cómo hacerlo con alguien más?, pero eso ya pasó, hoy eres adulto y tienes todas las herramientas para hacer de esta vida el sueño que tu niño siempre soñó.

Tu sobrepeso es el camino de regreso a ti.

Más allá del sobrepeso de Anamar Orihuela
se terminó de imprimir en el mes de noviembre de 2021
en los talleres de
Grafimex Impresores S.A. de C.V.
Av. de las Torres No. 256 Valle de San Lorenzo
Iztapalapa, C.P. 09970, CDMX, Tel:3004-4444